图解口腔局部麻醉药的安全使用与风险防范

龚 怡 著

U0246182

人民卫生出版社
·北 京·

图书在版编目（CIP）数据

图解口腔局部麻醉药的安全使用与风险防范 / 龚怡
著. —北京：人民卫生出版社，2024.5
ISBN 978-7-117-36323-5

Ⅰ. ①图… Ⅱ. ①龚… Ⅲ. ①口腔外科手术 – 局部麻
醉 Ⅳ. ①R782.05

中国国家版本馆 CIP 数据核字（2024）第 095535 号

人卫智网	www.ipmph.com	医学教育、学术、考试、健康，购书智慧智能综合服务平台
人卫官网	www.pmph.com	人卫官方资讯发布平台

图解口腔局部麻醉药的安全使用与风险防范
Tujie Kouqiang Jubu Mazuiyao de Anquan Shiyong yu
Fengxian Fangfan

著　　者：龚　怡
出版发行：人民卫生出版社（中继线 010-59780011）
地　　址：北京市朝阳区潘家园南里 19 号
邮　　编：100021
E - mail：pmph @ pmph.com
购书热线：010-59787592　010-59787584　010-65264830
印　　刷：北京盛通印刷股份有限公司
经　　销：新华书店
开　　本：710 × 1000　1/16　印张：9
字　　数：143 千字
版　　次：2024 年 5 月第 1 版
印　　次：2024 年 6 月第 1 次印刷
标准书号：ISBN 978-7-117-36323-5
定　　价：69.00 元

打击盗版举报电话：010-59787491　E-mail：WQ @ pmph.com
质量问题联系电话：010-59787234　E-mail：zhiliang @ pmph.com
数字融合服务电话：4001118166　E-mail：zengzhi @ pmph.com

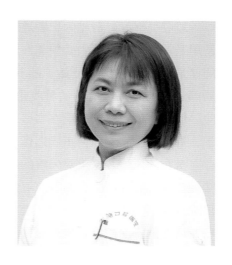

龚怡，首都医科大学附属北京口腔医院主任医师，国际牙外伤学会会员，国际牙外伤学会专业委员会委员，中华口腔医学会急诊专业委员会副主任委员，首都医科大学急诊医学系常务委员。

龚怡在口腔医学临床工作 40 余年，曾任北京口腔医院急诊科主任，以口腔急诊疾病的治疗、口腔诊疗中伴发全身急症的椅旁急救、以及牙外伤的研究作为口腔急诊医学的学科特色；并一直从事口腔医学教育和医学生毕业后继续教育的工作。近二十年来，通过线下或线上的继续教育课程，在全国各种继续教育学习班讲授"口腔局部麻醉药的安全使用与风险防范"的知识，深受广大临床医师的欢迎。龚怡在深入学习研究和积累了大量教学经验的基础之上，以图文并茂的形式，编著《图解口腔局部麻醉药的安全使用与风险防范》一书，希望在临床工作中，对广大口腔执业医生、实习医生、医学生有所帮助。加强医生对口腔局部麻醉药的安全使用，提高对患者风险的防范意识，以及对患者发生急症后的救治能力。

除此书之外，龚怡还著有《牙外伤》《口腔医学发展史》专著，主译《牙外伤教科书及彩色图谱》专著、参编口腔医学专著多部，并发表论文和 SCI 论文多篇。

前　言|

　　口腔局部麻醉药是为患者进行口腔疾病无痛治疗的有效药物，它的安全使用是每一位口腔医生必须掌握的知识和技术，以使临床上患者的用药风险降至最低。20 世纪初开始，随着口腔局部麻醉药的相继研发与应用，口腔局部麻醉药在临床应用的种类也在逐年增加，同时也增加了患者的用药风险。但是，口腔临床医生在本科阶段很少学习到口腔局部麻醉药的药理学知识，对于在临床上如何正确选择口腔局部麻醉药、如何安全使用、患者是否存在潜在的风险、医生对风险的防范意识以及对患者在危险发生后的抢救等接触较少。有些医生存在按照习惯随意使用局部麻醉药，知识不更新，患者出现危险不知所措，抢救用药没有依据和方法等问题。所以，口腔临床医生毕业后在这方面的继续教育显得越来越重要。近二十年来，通过线下或线上的继续教育课程，我在各种继续教育学习班讲授这方面的知识，在积累了大量教学经验的基础上，以图文并茂的形式，编著《图解口腔局部麻醉药的安全使用与风险防范》一书，希望在临床工作中，对广大口腔执业医师、实习医生、医学生有所帮助。

　　《图解口腔局部麻醉药的安全使用与风险防范》主要分为五大部分：①口腔局部麻醉药的研发与应用，如何为现代口腔医学的发展奠定了基础；②了解口腔局部麻醉药的作用机制和特性；③掌握口腔局部麻醉药的分类及合理选择以及口腔局部麻醉药的无菌生产流程；④口腔局部麻醉的方法及麻醉技术；⑤口腔局部麻醉的风险防范与应急处置。

　　《图解口腔局部麻醉药的安全使用与风险防范》与既往的此类著作不同，更加强调现代口腔局部麻醉药的相同和不同之处；强调临床医生规范使用口腔局部麻醉药的各项原则；强调口腔局部麻醉药存在的风险；强调麻药的局部并发症和全身并发症，以及并发症的处理原则及用药。创新之处在于更贴近读者的需求。

　　在本书的编写过程中，我非常幸运地得到许多口腔同仁的指导和帮助，以及出版社编辑老师们的宝贵意见，在此表示深深的谢意！也真诚感谢在本书的编写过程中给予支持和帮助的临床医生和护士们。插图 120 余幅大部分由作者亲笔绘制和拍摄完成。我真诚期望本书能够扩展医生们对口腔局部麻醉药安全使用的知识，提高医生对患者用药风险的防范意识，以及对患者发生危险后的救治能力。书中多有不足之处，敬请各位专家、读者指正。

龚　怡

2024 年 4 月于广东

目 录 ┃

人类如何控制疼痛
及麻药的发展历程

现代麻醉学的发展已跨越了两个世纪。19世纪初，化学的发展为麻醉学提供了药物学基础，全身麻醉药的相继发明、发现与应用，极大地促进了医学的进步，开启了牙科和外科的无痛手术时代。20世纪以来，在化学家们的努力下，口腔局部麻醉药（口腔局麻药）的发明和不断推陈出新，为人们在拔牙和外科手术中控制疼痛、摆脱恐惧提供了保障，也为现代口腔医学的进步奠定了基础，口腔局麻药在不断地向着更安全、更方便、更高效的方向发展。

第一节
人类早期如何控制疼痛

一、人类早期没有麻药的外科手术和拔牙

自古以来，人们一直在寻找可以控制手术中疼痛的方法，无论是用各种植物草药止痛剂，还是用各种物理的方法止痛，控制疼痛的效果都不尽如人意。直到19世纪初期，四个棘手的问题：手术中疼痛、出血、手术后化脓感染和休克，仍然阻碍着外科的发展，使得外科和牙科手术停滞不前。

现代麻醉药没有发明之前，人们对于拔牙或外科手术带来的痛苦一直充满了极度的恐惧，提到外科截肢手术都会毛骨悚然。外科医生要锯断病人的大腿，经常是靠几名彪形大汉强拉硬拽，用力将病人按在手术台上，并用绑带固定，然后医生以最快的速度切开组织、锯断骨头、实施截肢手术，而病人则在手术中撕心裂肺地嚎叫和痛苦的挣扎，常因剧烈的疼痛而休克，甚至会死在手术台上（图1-1-1）。

拔牙时没有麻药也会加重病人的疼痛，医生面对病人的抽搐和撕心裂肺的喊叫束手无策，常常将病人的牙齿拔碎，或将拔断的牙根留在牙槽骨内（图1-1-2）。

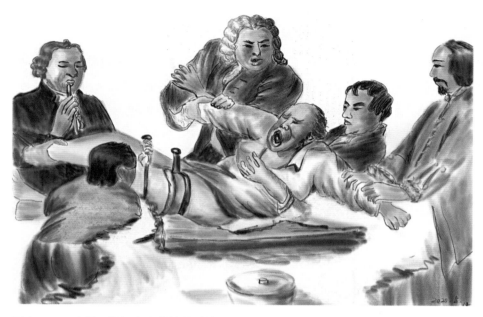

图1-1-1　人类早期没有麻药的外科截肢手术
（图片：由作者绘画）

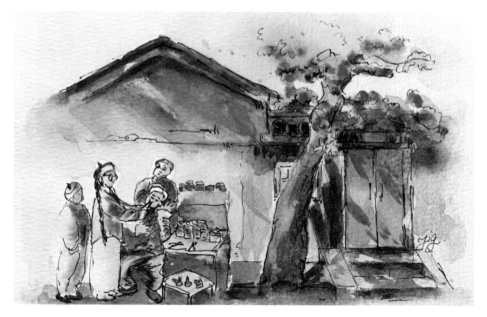

图1-1-2　一位街头牙医为患者拔牙，还需要其他人固定头部
（图片：由作者绘画）

二、人类用植物草药麻醉控制疼痛

古人也有用各种植物草药进行止痛，作为控制手术中疼痛的方法。据《后汉书·华佗传》记载，麻沸散为中国最早有文字记载的全身麻醉药。

中国古代东汉末年著名的外科医生华佗用中药止痛，让病人以酒口服麻沸散，成功实施了腹部外科手术，然后缝合、敷药，伤口于 4~5 日愈合（图 1-1-3）。

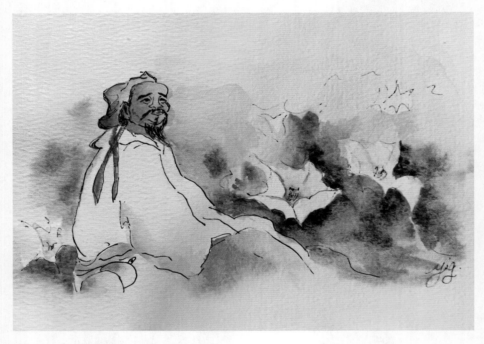

图 1-1-3 华佗用中药止痛行外科手术
（图片：由作者绘画）

在欧洲中世纪的早期，人们用鸦片、曼陀罗花和罂粟榨出的汁与海绵一起浸泡，然后用这种"催眠海绵"敷在病人嘴上，使其吸入，熟睡后达到麻醉止痛的效果。医生在面对牙痛病人时，会通过烟熏莨菪碱种子的方法为其"熏跑牙虫"，既为病人缓解疼痛，又治疗了"牙虫"（图 1-1-4，图 1-1-5）。

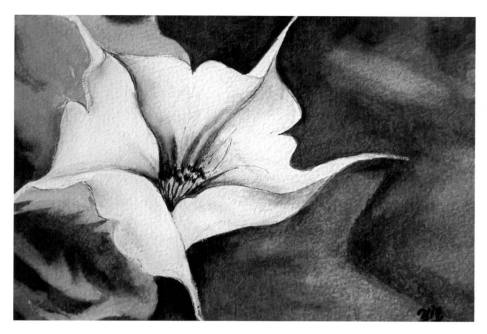

图1-1-4　曼陀罗花具有麻醉止痛的效果
（图片：由作者绘画）

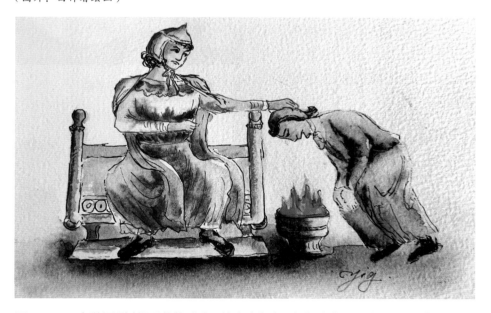

图1-1-5　中世纪通过烟熏莨菪碱种子的方法为病人缓解疼痛——"熏跑牙虫"
（图片：由作者绘画）

三、人类用物理方法控制疼痛

除了用植物草药控制疼痛以外，医生为了进行手术，也会想出一些物理的方法控制病人在手术中的疼痛。

医生们一般采用催眠术或禁止病人睡觉的方法来控制其在手术中的疼痛。当病人在极度疲劳时会对疼痛的感觉减轻；有时也会用冷冻的方法达到止痛的效果，例如用冰水浸泡或淋浴手术部位使其降温，通过对局部组织冷冻麻木达到止痛的效果；也有用机械压迫神经的方法达到止痛目的；或用木棒猛击病人头部，使其失去知觉；有的医生用绞勒的办法使病人暂时窒息，或者用放血的方法，或者压迫颈部血管，使病人大脑缺血缺氧而晕厥或休克。这些方法会给病人带来巨大的痛苦，有的病人在手术中惊醒，大喊大叫；有的病人在术后留下脑震荡等后遗症；有的人甚至为此丧生。今天看来，这些方法都不能有效地减轻病人的疼痛，随着人类的进步，大部分方法已经被现代更有效的麻药和技术所取代（图 1-1-6）。

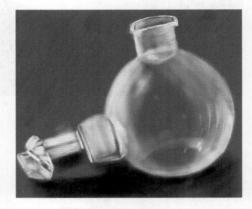

图 1-1-6　物理方法控制疼痛
（图片：由作者绘画）

第二节
19 世纪化学家发明麻药 牙医开启无痛手术时代

一、化学家发明麻药

19 世纪初，英国化学家戴维发明一氧化二氮（笑气），美国牙医威尔斯和莫顿将其作为麻醉药用于拔牙和外科手术，使牙科和外科进入无痛手术时代。

英国化学家汉弗莱·戴维（Humphrey Davy，1778—1829）在科学实验中发现一种气体——一氧化二氮，其闻起来有一种莫名其妙的"欣快"感，能使人产生快乐和难以控制的大笑，他便顺理成章地将这种气体命名为"笑气"。但是，化学家本人一直不知道这种气体具有麻醉效果（图1-2-1）。

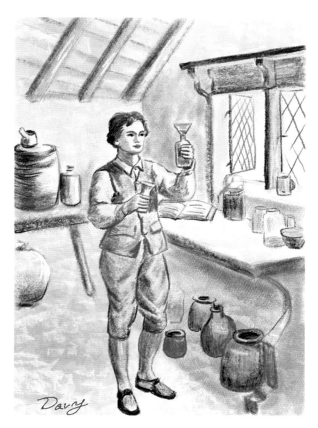

图 1-2-1　英国化学家汉弗莱·戴维在实验室
（图片：由作者绘画）

二、牙医开启无痛拔牙时代

因为笑气能给人带来愉快的感觉，所以在其发明之后的几十年中，相关娱乐活动十分流行，各地的化学家经常举办笑气讲座、笑气表演和笑气舞会，人们非常喜欢笑气带来的愉悦和欢笑。之后，笑气也随着远洋邮轮传入美国，一些化学家或艺人经常在乡村小镇进行笑气的巡回演出。

1844 年 12 月 10 日这天，在美国哈特福德小城举办了一场笑气讲座表演，美国年轻的牙医霍勒斯·威尔斯（Horace Wells，1815—1848）也随着人流来到现场观看表演，威尔斯发现一个年轻人吸入笑气后，与同伴高兴地追逐打闹、边跑边笑，他的小腿被长凳划破后流血不止，但这个年轻人却浑然不知，他似乎没有任何疼痛的感觉。威尔斯突然意识到，笑气竟然可以让人失去疼痛！那么，笑气是否可以用于麻醉无痛拔牙呢？威尔斯第二天请讲座的化学家用笑气给自己麻醉，并让助手拔掉了自己一颗正在疼痛的智齿。威尔斯醒来后没有感到丝毫疼痛，他意识到"无痛拔牙的新时代开始了"！由于他的发现，1864 年美国牙科学会授予威尔斯医生崇高的荣誉"牙科麻醉第一人"（图 1-2-2，图 1-2-3）。

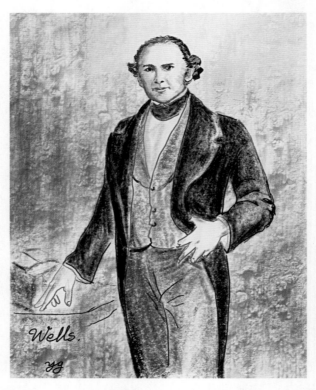

图 1-2-2 "牙科麻醉第一人"——威尔斯医生
（图片：由作者绘画）

图解口腔局部麻醉药的安全使用与风险防范

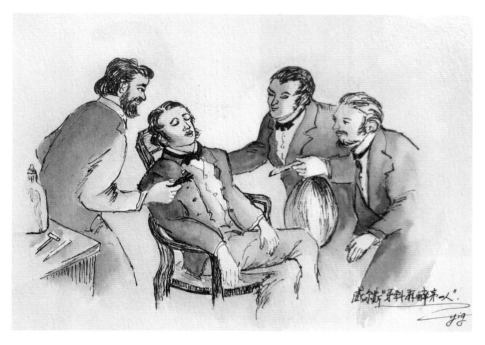

图 1-2-3 威尔斯第一次用笑气麻醉——成功拔除智齿
（图片：由作者绘画）

三、乙醚代替笑气进行麻醉 用于牙科和外科

美国波士顿的牙医威廉·汤姆斯·格林·莫顿（William Thomas Green Morton，1819—1868）认为笑气存在一些缺点，并不是一种理想的麻醉药，他想寻找一种新的麻药来代替笑气。莫顿请教了化学家杰克逊教授，教授建议他用乙醚（ether）替代笑气进行麻醉。

莫顿医生决定使用乙醚麻醉为患者拔牙。1846 年 9 月 30 日这天，他让病人吸入手帕中浸满乙醚的药液，病人便很快失去知觉，在拔牙过程中毫无痛苦，且感到非常满意。莫顿第一次成功地用乙醚麻醉为病人拔牙之后，他又想尝试将乙醚用于外科手术麻醉，1846 年 10 月 16 日在美国马萨诸塞州总医院，莫顿医生进行公开演示，展现乙醚在外科手术中的麻醉效果。在乙醚的麻醉下，外科教授沃伦成功地为病人切除了下颌瘤。病人在手术中毫无痛苦，使"无痛外科手术"得以实现（图 1-2-4 ~ 图 1-2-7）。

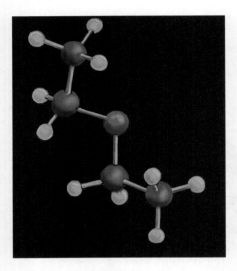

图1-2-4　乙醚的分子结构
（图片：由作者绘画）

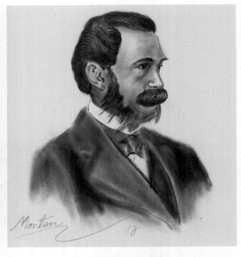

图1-2-5　美国波士顿杰出的牙医莫顿
（图片：由作者绘画）

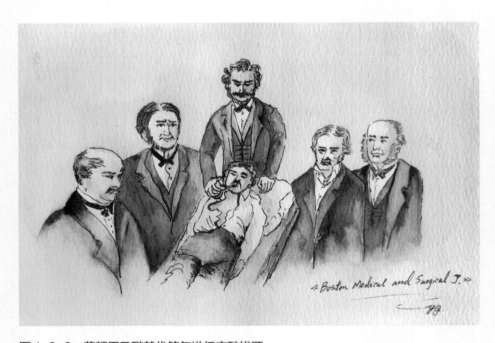

图1-2-6　莫顿用乙醚替代笑气进行麻醉拔牙
（图片：由作者绘画）

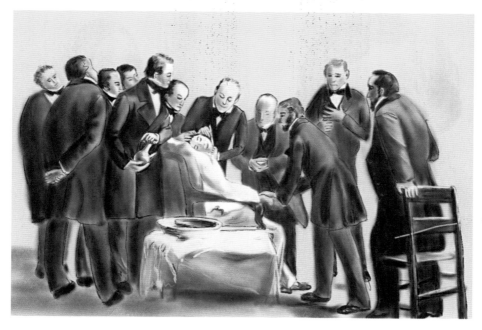

图1-2-7　在美国马萨诸塞州总医院，莫顿向公众演示乙醚用于外科手术麻醉
（图片：由作者绘画）

四、氯仿用于产科 为维多利亚女王无痛分娩

英国爱丁堡大学的产科主任詹姆斯·杨·辛普森（James Young Simpson，1811—1870）希望找到一种新的麻药替代乙醚，以减少产妇分娩时的痛苦。辛普森认为乙醚是易燃气体，且存在爆炸的隐患，毒性大且有刺激性气味，对呼吸和循环有抑制作用。

辛普森通过亲自试验，在尝试吸入不同的气体后，认定氯仿能够产生麻醉作用，而且麻醉效果比乙醚更强。他开始用氯仿麻醉施行外科小手术，获得了成功，然后将其用于产科，也得到了满意的效果，他还进行了氯仿麻醉的外科手术演示。辛普森作为英国维多利亚女王的御用医生，使用氯仿为女王成功进行了无痛分娩（图1-2-8，图1-2-9）。从此，氯仿得到更多英国人的认可。

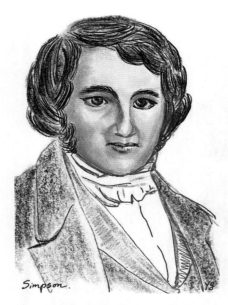

图 1-2-8　英国爱丁堡大学产科医生——辛普森

（图片：由作者绘画）

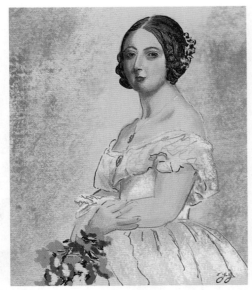

图 1-2-9　维多利亚女王

（图片：由作者绘画）

五、寻找局部麻醉药

　　笑气、乙醚、氯仿均属于全身麻醉药，不仅麻醉起效慢，而且麻醉后病人意识消失，存在一定的风险。当时的一些医生认为，做外科小手术、拔牙仅需要局部麻醉就可以了，这样既能止痛，又能保持病人的意识清醒，并且局部麻醉的方法简便易行、更加安全。所以，寻找局部麻醉药就成为化学家和医生关注的焦点，特别是眼科手术，需要病人在术中清醒状态下配合医生才能顺利完成，因此局部表面麻醉更安全。

　　1859年，维也纳年轻的化学家阿尔伯特·尼曼（Albert Nieman）从古柯树叶中提炼出一种碱性物质——可卡因（cocaine），其可以作用于中枢神经，使人兴奋快乐，精力充沛，消除疲劳，所以可卡因在当时社会上非常流行，成为一种休闲物质，人们喜爱可卡因，并将其放入饮料或酒中来提神醒脑（图1-2-10）。

　　维也纳综合医院的眼科医生卡尔·柯勒（Carl Koller，1857—1944）一直在寻找适用于眼科的局部表面麻醉剂。1884年，他偶然在同事弗洛伊德

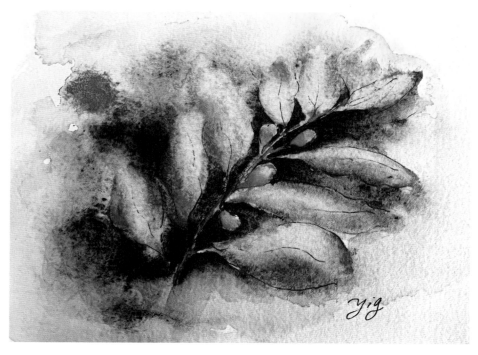

图1-2-10 古柯树叶（可卡因）
（图片：由作者绘画）

举办的酒会上，体验到可卡因带来的兴奋和快乐，同时，可卡因的粉末也使柯勒医生的嘴唇和舌头感到麻木，近乎失去知觉。柯勒敏感地意识到可卡因能够产生一定的麻醉作用，也许能用于眼科的表面麻醉。他立即进行了动物眼角膜试验，并与助手分别向对方眼表滴入了可卡因溶液，两人均感到效果非常满意。柯勒马上将可卡因用于眼科手术的表面麻醉，成功地为青光眼患者实施了手术。眼科手术的成功标志着可卡因作为局部麻醉药应用的开始（图1-2-11）。

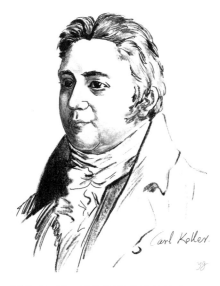

图1-2-11 寻找局部麻醉药的人——维也纳眼科医生柯勒
（图片：由作者绘画）

六、外科局部浸润麻醉和牙科神经阻滞麻醉的应用

外科医生一直在寻找对患者损伤小的局部麻醉药和局部麻醉技术，自从可卡因被用于眼部的表面麻醉后，1884年10月11日，美国的外科医生威廉·斯图尔特·霍尔斯特德（William Steward Halsted，1852—1922）从《医学记录》杂志上了解到，维也纳眼科医生柯勒发现了可卡因。他意识到，可卡因既然能阻滞眼部神经的传导，也一定能阻滞身体其他部位的神经传导，并推论可卡因可以仅仅麻醉手术部位的神经末梢。他第一次将可卡因制成局部麻醉剂，用于外科的局部浸润麻醉。随后，霍尔斯特德确立了可卡因用于外科局部麻醉的基本原则和方法，并且发展了神经阻滞麻醉技术。霍尔斯特德对早期外科局部麻醉技术的发展做出了重要贡献（图1-2-12）。第二年美国牙医霍尔实施了第一例下牙槽神经传导阻滞麻醉，病人获得了满意的麻醉效果，其感到舌前部和下唇麻木、牙龈麻木。至此，美国的外科医生和牙科医生都开始使用可卡因作为局部麻醉剂。

但是，后来人们研究发现了可卡因的副作用，可卡因具有毒性和很高的成瘾性，所以对其使用逐渐受到限制。

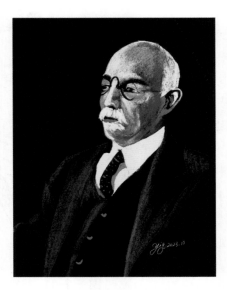

图1-2-12 美国外科医生霍尔斯特德
（图片：由作者绘画）

七、发现肾上腺素，增强局部麻醉功效

在医学发展史上，发现肾上腺素是个重要事件。肾上腺素具有收缩血管的作用，将其按比例与局麻药混合使用，可使手术区域的血管收缩，减少局部组织出血；可以延长局麻药的作用时间，增强麻醉强度；还可减少被吸收入血的局麻药量，从而减少麻药的毒性反应。此外，肾上腺素还具有：①兴奋心肌，加强心脏收缩的功能；②升高血压；③松弛支气管平滑肌的作用。所以临床中，肾上腺素经常被用于心脏骤停和过敏性休克病人的抢救。

1901 年，美籍日本学者、化学家高峰让吉（Takamine Jokichi，1854—1922）从牛的肾上腺提取物中成功分离出肾上腺素（图 1-2-13），并发现肾上腺素的药理学作用是收缩血管。后来，随着局部麻醉药普鲁卡因的发明，德国外科医生海因里希·布朗利用肾上腺素的特点，在手术中将其与局麻药混合使用，不仅减少了手术区局部组织的出血，还延长了麻药的作用时间，增强了麻醉效果，减少了局麻药的毒性反应，所以布朗称肾上腺素为"化学止血器"。

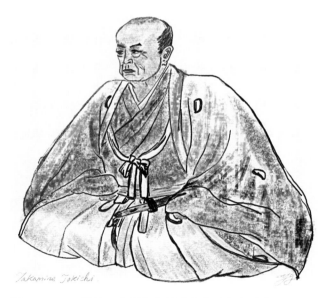

图 1-2-13　美籍日本学者高峰让吉发现肾上腺素
（图片：由作者绘画）

第三节
20 世纪现代口腔局部麻醉药的诞生

20 世纪初，化学家们相继研发了一些局部麻醉药（局麻药），这些局麻药既可以使局部组织镇痛，又可以保持病人的意识清醒。所以，局麻药在医学和牙科学领域立即被广泛应用，这为现代医学和口腔医学的发展奠定了基础。一百多年来，口腔局麻药在不断地向着更安全、更方便、更高效的方向发展。

一、首次人工合成新型酯类局部麻醉药——盐酸普鲁卡因

1904 年，德国化学家艾佛烈·埃因霍恩（Alfred Einhorn）在慕尼黑首次人工合成了新型的、可注射用的酯类局部麻醉药——盐酸普鲁卡因（procaine hydrochloride）。盐酸普鲁卡因可以抑制周围神经细胞的兴奋性，阻滞外周神经的信息传导，具有良好的局部麻醉作用。普鲁卡因在血浆中可被血浆胆碱酯酶快速水解代谢（图 1-3-1）。

盐酸普鲁卡因研制成功后，埃因霍恩立即将其送到莱比锡，请德国著名的外科医生海因里希·布朗（Heinrich Braun，1862—1934）进行临床实验评价。布朗医生在试验中发现，普鲁卡因具有强烈的血管扩张作用，不仅麻醉持续时间较短，而且容易造成手术局部的组织出血，他建议在普鲁卡因溶液中加入肾上腺素。这样不仅可以收缩血管，止血效果好；还可以避免局麻药被快速吸收，减少了全身的毒性反应；同时加强了局部麻醉效果，延长了麻醉时间。因此 20 世纪初，普鲁卡因被认为是现代局麻药的原型，被广泛接受，而肾上腺素作为"化学止血器"，也被广泛应用于局麻药（图 1-3-2）。

由于普鲁卡因比可卡因更安全，毒性低、刺激性小，没有可卡因的成瘾性，因此普鲁卡因很快取代了可卡因。1905 年在美国以奴佛卡因（novocaine）为名上市，成为全球最经典的口腔局部麻醉药，统治时间长达半个世纪。随着普鲁卡因的广泛应用，其副作用的报道也逐渐增多，部分患者对普鲁卡因具有高敏反应和过敏反应，所以在给药之前必须做皮肤敏感试验。随着后期酰胺类局麻药的出现，普鲁卡因于 1996 年退出市场。

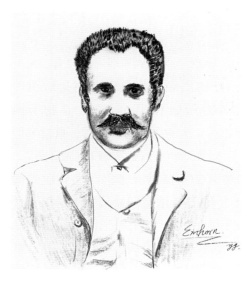

图 1-3-1 德国化学家艾佛烈·埃因霍恩发明了盐酸普鲁卡因
（图片：由作者绘画）

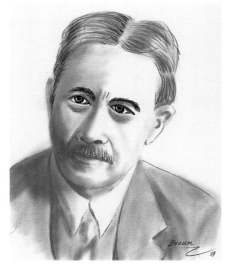

图 1-3-2 德国外科医生海因里希·布朗制成普鲁卡因 + 肾上腺素混合液
（图片：由作者绘画）

二、人工合成酰胺类局部麻醉药成为新的里程碑——盐酸利多卡因

酯类局麻药普鲁卡因在临床应用后存在一些明显的缺点，如高敏反应和过敏反应，所以在接下来的几十年时间里化学家们一直在不断努力，继续研制更好的局部麻醉药。1947 年，两位瑞典化学家 Nils Löfgren 和 Bengt Lundqvist 成功合成了一种酰胺类局部麻醉药 ——2% 盐酸利多卡因（lidocaine hydrochloride），又名塞罗卡因（xylocaine），结束了酯类局麻药普鲁卡因的统治地位，标志着口腔局麻药新的里程碑。

1948 年 11 月，利多卡因通过了美国食品药品监督管理局（FDA）的认证，首次作为一种新型的酰胺类局麻药被推向市场，其局部麻醉作用比普鲁卡因更强，起效更快，极少出现过敏反应。2% 盐酸利多卡因进入临床使用后，立刻受到外科和牙科医生的欢迎。利多卡因逐渐替代了普鲁卡因，在口腔专业一直应用至今。此外，利多卡因作为急救药物，可以有效对抗室性心律失常，迅速且安全，是心律失常病人的首选用药。

三、口腔专用局部麻醉药——盐酸甲哌卡因

随着科学技术的进步，各种新型局麻药不断出现。1957 年，A. F. Eckenstam 研制成功了专门用于口腔治疗的酰胺类局麻药——盐酸甲哌卡因（mepivacaine hydrochloride，商品名为斯康杜尼），又名卡波卡因（carbocaine），其过敏反应罕见，是一种相对安全的局麻药。随后，科学家们又陆续合成了布比卡因、丙胺卡因、依替卡因，都属于酰胺类口腔局麻药。

盐酸甲哌卡因分为两种剂型：2% 浓度的盐酸甲哌卡因含血管收缩剂 1:100 000 肾上腺素，于 1960 年被用于牙科；3% 浓度的盐酸甲哌卡因不含血管收缩剂肾上腺素，于 1961 年用于牙科。3% 盐酸甲哌卡因常用于特殊人群，如高血压、动脉硬化、甲亢、心律不齐、糖尿病、血红蛋白病、贫血等患者，也成为老年患者在牙科治疗中常用的局部麻醉药。1960 年 4 月，盐酸甲哌卡因通过了美国食品药品监督管理局（FDA）的认证。

四、新型的酰胺类口腔局部麻醉药——盐酸阿替卡因

随着时间的推移，化学家们继续追求强度更高、安全性更好的口腔局部麻醉药。1969 年，德国化学家 H. Rusching 及其同仁成功研制了新型的酰胺类口腔局部麻醉药——4% 盐酸阿替卡因（articaine hydrochloride）。因加入了 1:100 000 的肾上腺素，4% 盐酸阿替卡因比其他局麻药具有更强的组织穿透性和扩散性，麻醉强度是利多卡因的 1.5 倍，是普鲁卡因的 1.9 倍。阿替卡因麻醉起效快，组织浸润性强，不良反应小，过敏反应罕见。在加入肾上腺素后，可以减缓局麻药的吸收，延长麻醉持续时间。

4% 盐酸阿替卡因已被广泛应用于 130 多个国家的牙科领域。1976 年盐酸阿替卡因开始进入德国和瑞士，然后其应用遍及整个欧洲；1983 年盐酸阿替卡因在北美加拿大的临床开始使用；2000 年得到美国食品药品监督管理局（FDA）批准使用，进入美国市场，上市产品分别是 Septocaine（Septodont 公司）、Articadent（Dentsply 公司）和 Zorcaine（Cook-Walte 公司），均为 4% 盐酸阿替卡因与肾上腺素 1:100 000 或 1:200 000 的注射液。1999 年盐酸阿替卡因注射液（必兰）在中国开始使用。

五、最新的酰胺类口腔局部麻醉药——赛普杜尼

化学家们一直追求更好的口腔局部麻醉药，成功推出了最新的酰胺类口腔局部麻醉药——赛普杜尼（4% 盐酸阿替卡因 +1∶100 000 肾上腺素）。

2022 年，赛普敦公司的原研药赛普杜尼进入中国市场，在中国开始使用，其属于 4% 盐酸阿替卡因肾上腺素注射液，已经获得国家药监局（NMPA）参比制剂认证，同时获得美国食品药品监督管理局（FDA）认证，被广泛应用于多个国家的牙科领域。

▎参考文献

1. WALTER HOFFMANN-AXTHELM. History of dentistry. Quintessence Publishing Co., 1981.
2. STANLEY F. MALAMED. Handbook of local anesthesia. 刘克英. 5 版. 北京：人民卫生出版社，2007.
3. 罗伯特·玛格塔. 医学的历史. 广州：希望出版社，2004.
4. 凯特·凯莉. 医学史话（1840—1999）. 上海：上海科学技术文献出版社，2015.
5. 杨建宇. 医学史. 北京：中国古籍出版社，2006.
6. 梁永宣. 中国医学史. 2 版. 北京：人民卫生出版社，2016 .
7. 陈邦贤. 中国医学史. 北京：团结出版社，2006.
8. WILLIAM HARRY ARCHER, MILTON BARON ASBELL, WILLIAM B. IRBY. The history of the development of anesthesia, oral surgery and hospital dental service in the United States of America. 1971.
9. 罗伊·波特. 剑桥医学史. 2 版. 长春：吉林人民出版社，2005.
10. KATHY B B, ARTHUR C D, DOREEN K. 口腔局部麻醉学. 朱也森，姜虹. 北京：人民军医出版社，2011.

口腔局部麻醉药镇痛的作用机制和特性

口腔局麻药可以暂时阻断神经传导，使口腔局部组织失去知觉以达到镇痛的目的，其主要特征是可使局部感觉丧失，但并不伴有意识的丧失。想要了解口腔局麻药镇痛的作用机制，首先就要了解疼痛信号是如何通过神经传递到大脑，以及口腔局麻药是如何阻断疼痛信号的传导。其次应该掌握口腔局麻药的药理作用和临床特性，理解口腔局麻药在使用过程中对人体的潜在风险。这些知识对于每一位牙科医生都是至关重要的，有助于在临床上对口腔局麻药的安全使用。

口腔局部麻醉药镇痛的作用机制

一、痛觉信号如何传导至中枢神经系统

疼痛的感觉又称为痛觉信号，是人的一种不愉快和负面的体验，局麻药能够有效地控制疼痛，是开始治疗口腔疾病的前提，成功的麻醉不仅取决于局麻药的药代动力学，也取决于感觉神经和运动神经的神经生理学。所以要了解痛觉信号传导至中枢神经系统的作用机制，必须理解主要的神经解剖学和神经生理学，来更好地理解口腔局麻药对神经系统的作用机制。

神经解剖学：神经细胞又称神经元，主要由四部分组成，分别是树突、轴突、细胞体和终端分支。神经元根据结构和功能的不同又分为感觉神经元和运动神经元，前者是通过树突将神经冲动（痛觉信号）从外周沿着轴突传入到中枢神经系统；后者则相反，是将神经冲动从中枢神经系统传出到兴奋的细胞、组织和器官（图 2-1-1）。

神经生理学：牙神经疼痛或牙龈肿痛的刺激都会产生神经冲动，神经冲动是一种电现象，连续的神经冲动将产生能量，当能量蓄积达到一定的阈值后，感觉神经细胞对刺激会做出应答，这是通过神经细胞膜内外的离子交换，以及神经细胞膜对离子的选择性通透来完成的。神经细胞膜上特异蛋白受体的离子通道打开，通道中的 Ca^{2+} 离解、释放，此时神经元外部大量的 Na^+ 缓慢进入神经细胞的内环境（细胞轴浆），足够的 Na^+ 诱发神经冲动的产生，并将冲动复制和传导，沿着神经轴突传向中枢神经系统（图 2-1-2）。

22   图解口腔局部麻醉药的安全使用与风险防范

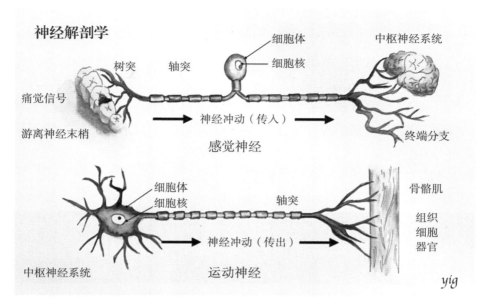

图 2-1-1　感觉神经元和运动神经元的解剖
（图片：由作者绘画）

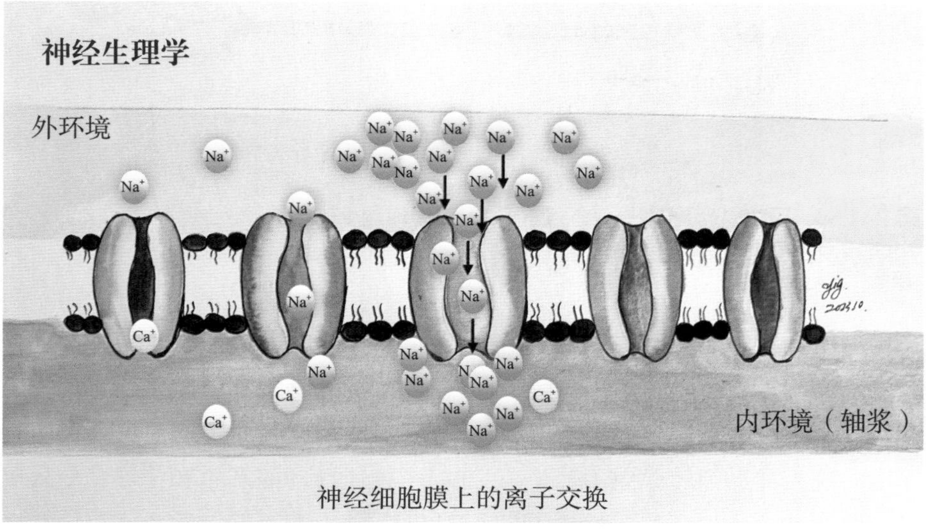

神经生理学

神经细胞膜上的离子交换

图 2-1-2　神经元的细胞内环境称为轴浆，外部为细胞外环境。当神经细胞受到刺激时，膜离子通道打开，通道中 Ca^{2+} 释放，Na^+ 大量内流，诱发神经冲动的产生和传导
（图片：由作者绘画）

二、口腔局部麻醉药阻断痛觉信号传导的作用机制

在口腔治疗中，往往通过局部注射麻醉药来暂时阻断局部的神经传导，使口腔局部组织的感觉和痛觉消失或运动障碍，从而获得良好的镇痛效果。口腔局麻药可以在神经的某个特定区域内阻断神经冲动的产生和传递，也就是抑制周围神经末梢的兴奋性，消除神经冲动的传导（图 2-1-3）。口腔局部麻醉药的作用是可逆的，随着药物的吸收与代谢，药效逐渐消失，神经功能恢复正常，组织的感觉和运动功能恢复。

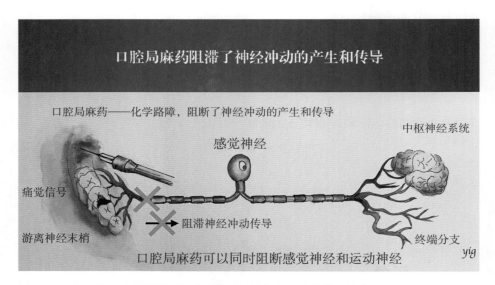

图 2-1-3　口腔局麻药阻断局部疼痛信号的神经传导（化学路障）
（图片：由作者绘画）

口腔局麻药镇痛的作用机制：局麻药注入口腔局部组织后，首先选择在神经细胞膜上发挥药理作用。局麻药的分子与神经细胞膜离子通道上的特异蛋白受体结合，替代 Ca^{2+} 占据了离子通道，导致这些离子通道关闭，阻止了 Na^+ 流入神经细胞膜内（轴浆），抑制了神经冲动的产生和传导，使外周的疼痛刺激无法传导至大脑，从而实现局部麻醉作用。简而言之，局麻药形成化学路障，阻滞了神经冲动的产生和传导，从而达到镇痛目的（图 2-1-4）。局麻药对感觉神经和运动神经都有效。

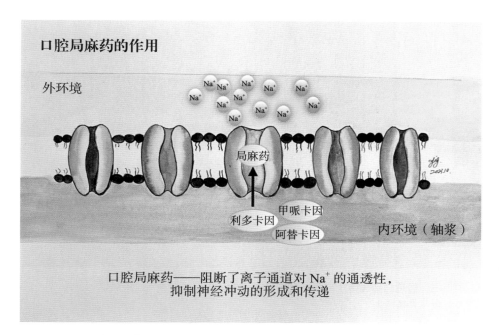

图 2-1-4　口腔局麻药的分子与神经细胞膜离子通道上的特异蛋白受体结合，导致离子通道关闭，阻止 Na^+ 内流，从而抑制了神经冲动的产生和传导
（图片：由作者绘画）

三、理想口腔局部麻醉药应具备的特征

　　口腔局麻药的理想效果是通过抑制局部周围神经末梢兴奋性的产生，或阻止神经冲动的传导过程而起作用的，局麻药可以使口腔局部组织暂时失去知觉，从而达到止痛的目的。局麻药和全身麻药最大的区别是，局麻药使局部组织感觉丧失并不伴有意识的丧失。现代口腔局麻药在不断向着更安全、更方便、更高效的方向发展。

　　理想口腔局麻药应具备的特征：①麻醉效果完全，不损伤神经和周围组织，完全可逆，不遗留任何感觉异常和运动障碍；②麻醉起效快，维持时间长；③对组织无刺激，全身毒性小，安全范围广；④麻药性质稳定，不易分解；⑤麻药无不良副作用，无成瘾性；⑥麻药不引起过敏，无意识丧失；⑦麻药容易消毒，容易进行生物转化（图 2-1-5）。

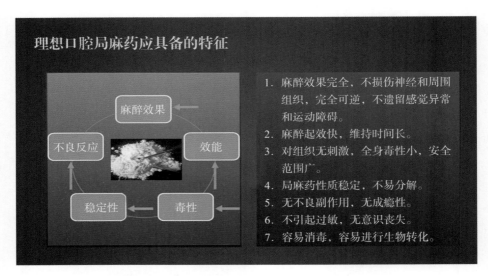

图 2-1-5 理想口腔局麻药应具备的特征
（图片：由作者提供）

第二节

口腔局部麻醉药的特性

一、物理特性

口腔局麻药的物理特性常常用 pKa 值（解离常数）表示，pKa 值代表局麻药的起效速度（起效时间）。一般情况下 pKa 值越低，局麻药的起效速度越快，酰胺类口腔局麻药的起效速度通常在 2～4 分钟。酯类和酰胺类口腔局麻药的 pKa 值比较见表 2-2-1。

二、药理特性

药理特性包括脂溶性和蛋白结合力。脂溶性代表麻醉强度，脂溶性越高，说明局麻药越容易渗透过神经细胞膜，其麻醉强度越高。蛋白结合力代表局麻药的持续时间，局麻药与蛋白的结合程度决定了麻醉的作用时间，根据数值的不同，可将局麻药分为短时麻药、中时麻药、长时麻药。

酰胺类局麻药的起效速度非常快，通常在 2 ~ 4 分钟。2% 利多卡因和 3% 甲哌卡因不含肾上腺素，麻醉持续时间较短；2% 甲哌卡因含肾上腺素，麻醉持续时间中等；4% 阿替卡因含肾上腺素，麻醉持续时间稍长一些（表 2-2-1）。

表 2-2-1　酯类和酰胺类口腔局麻药物理特性和药理特性的比较

药物	物理特性		药理特性		
	pKa（起效速度）	起效时间	脂溶性（麻醉强度）	蛋白结合力（持续时间）	持续时间
2% 普鲁卡因	9.1	14 ~ 18min	1.0	5min	短时麻药
2% 利多卡因	7.7	2 ~ 4min	4.0	65min	短时麻药 30 ~ 40min
2% 甲哌卡因	7.9	1.5 ~ 2min	1.0	75min	中时麻药 45 ~ 60min
3% 甲哌卡因		2 ~ 4min			短时麻药 20 ~ 40min
4% 阿替卡因	7.8	2 ~ 3min	17	95min	长时麻药 60 ~ 75min

第三节

口腔局部麻醉药的药代动力学

一、口腔局部麻醉药在体内的吸收

口腔局麻药在口内注入后，沿神经内扩散提供麻醉作用。之后，局麻药浓度梯度下降，局麻药成分开始离开神经，逐渐被吸收入血，最终进入全身血液循环系统，达到足够高的血药浓度后，局麻药将停止产生临床效果（止痛的效果减弱），从神经纤维到心血管系统在体内重新分布。

所有的口腔局麻药都有一定程度的血管活性作用，当局麻药注射到局部软组织后，会导致该部位的血管产生不同程度的扩张，使局麻药吸收入血的速度加快，从而降低了麻药的作用时间和控制疼痛的质量，也增加了局麻药的血药浓度和全身的毒性反应。因此，局麻药加入血管收缩剂肾上腺素后，会明显提高局麻药控制疼痛的质量。

口腔局麻药扩张血管的作用因局麻药的种类和浓度不同而有区别。酯类口腔局麻药扩张血管的作用最强，如普鲁卡因，吸收入血的速度最快；酰胺类口腔局麻药扩张血管的作用降低，其程度随着酰胺类局麻药的浓度而改变，依次为阿替卡因、利多卡因、甲哌卡因，吸收入血的速度相对减慢（图 2-3-1）。

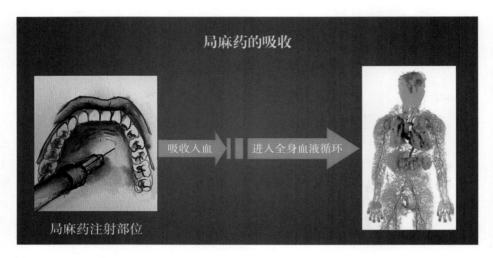

图 2-3-1　口腔局麻药被血液吸收
（图片：由作者提供）

二、口腔局部麻醉药在体内的分布

口腔局麻药吸收入血，进入全身血液循环后，药物会在体内重新分布到各个组织器官中，高血流量灌注的器官会吸收更多的局麻药，最先出现较高的血药浓度。高血流量灌注的器官依次是：大脑、心脏、肺脏、肝脏、肾脏、脾脏；低血流量灌注的器官和组织如：骨骼肌、肌肉、脂肪组织。所有的局部麻醉药都可以通过血脑屏障，也能够通过胎盘进入胎儿的循环系统。

中枢神经系统和心血管系统是口腔局麻药的"靶"器官，它们对局麻药的浓度非常敏感。在大脑和心脏中的血药浓度过高，超过阈值时，就会诱发出现大脑和心脏的症状。影响局麻药血药浓度的因素包括：①局麻药被吸收进入中枢神经系统和心血管系统的速度；②局麻药代谢和排泄的速度（图 2-3-2）。

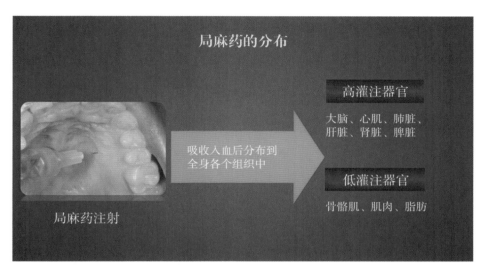

图 2-3-2　口腔局麻药的分布
（图片：由作者提供）

三、口腔局部麻醉药的生物转化（代谢）

口腔局麻药在体内的生物转化或代谢，可以减少或消除局麻药的毒性。局麻药在注射部位吸收入血后，会在血液中形成一定的药物浓度，人体正常的代谢功能会消除血液中的麻药，达到平衡状态。酯类局麻药在血液中被血浆胆碱酯酶水解，分解为对氨基苯甲酸（PABA）和二乙胺乙醇。酰胺类局麻药和酯类局麻药在体内的代谢方式不同，酰胺类局麻药的生物转化更加复杂，大部分局麻药在肝脏代谢，而阿替卡因的代谢在肝脏和血液中进行。

在酰胺类局麻药中，利多卡因、甲哌卡因、布比卡因的生物转化主要通过肝脏中的酶进行，在肝脏转化成非活性代谢副产物；而阿替卡因的生物转化比较特别，5%~10% 的阿替卡因经肝脏中的同工酶系统代谢，大部分在血液中通过血浆胆碱酯酶快速水解，与酯类局麻药的代谢相似。因此，肝功能和肝脏的血流量明显影响着酰胺类局麻药的生物转化速度。肝脏血流量低于正常的患者（包括低血压、充血性心衰）和肝功能低下的患者（黄疸），对酰胺类局麻药的生物转化速度明显降低，会导致局麻药的血药浓度增加，局麻药的潜在毒性增加。明显肝功能衰竭和心脏衰竭的患者，禁止使用酰胺类局麻药（图 2-3-3）。

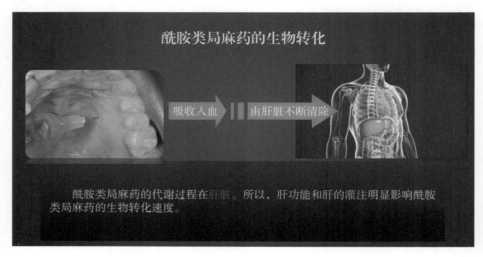

图 2-3-3　酰胺类口腔局麻药的代谢
（图片：由作者提供）

四、口腔局部麻醉药的消除半衰期

在口腔注射局麻药后，药物从血液里消除的速度称为半衰期，也就是血药浓度下降 50% 所需要的时间。半衰期越短，毒性反应的可能性越小，安全性越高。了解局麻药的不同半衰期，有利于对局麻药的选择和治疗计划的制订，尤其是对于哺乳期母亲的用药。

一个半衰期为局麻药的血药浓度降低 50%，两个半衰期为血药浓度降低 75%，三个半衰期为血药浓度降低 87.5%，四个半衰期为血药浓度降低 94%，五个半衰期为血药浓度降低 97%，六个半衰期为血药浓度降低 98.5%。阿替卡因的半衰期比其他酰胺类局麻药短，因为阿替卡因的生物转化一部分在肝脏，而另一部分在血液内通过血浆胆碱酯酶进行（表 2-3-1）。

表 2-3-1　口腔局麻药的消除半衰期

口腔局麻药	消除半衰期	6 个消除半衰期（98.5%）/h
阿替卡因	0.75 h（45min）	4.5
利多卡因	1.6 h（约 96min）	9.6
甲哌卡因	1.9 h（约 114min）	11.4
丙胺卡因	1.6 h（约 96min）	9.6
布比卡因	3.5 h（210min）	21

五、口腔局部麻醉药在体内的排泄

酰胺类口腔局麻药在肝脏代谢后，最终分泌入肠道，进行肾脏排泄（图 2-3-4）。

肾脏是酰胺类口腔局麻药及其代谢产物的主要排泄器官，有明显肾脏损害的患者会影响酰胺类局麻药的排出速度，导致血药浓度升高，增加了潜在的毒性。

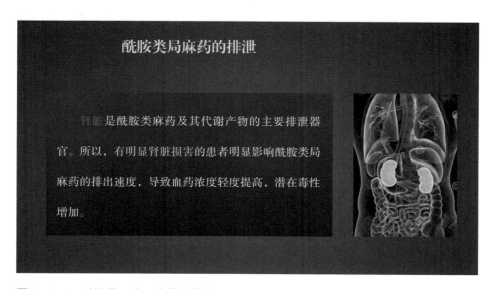

图 2-3-4　酰胺类口腔局麻药的排泄
（图片：由作者提供）

口腔局部麻醉药的全身作用

　　口腔局麻药从给药部位被吸收入血后，其血药浓度直接影响患者的全身反应。因为局麻药进入血液循环系统后，会被稀释分布到全身的所有细胞中，尤其是作为"靶器官"的中枢神经系统（CNS）和心血管系统（CVS）对局麻药的血药浓度非常敏感，临床症状最先表现出来（图2-4-1）。有四个因素直接影响局麻药的血药水平：①给药部位，关系到局麻药进入血液循环系统的速度；②局麻药在组织中的分布速度；③局麻药在肝内的生物转化速度；④局麻药在肾脏内的排泄速度。

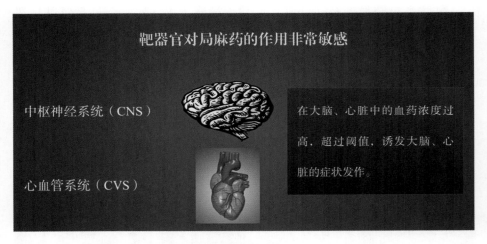

图2-4-1 "靶器官"对局麻药的血药浓度非常敏感
（图片：由作者提供）

一、中枢神经系统的毒性反应

　　所有的口腔局麻药都很容易通过血脑屏障，对中枢神经系统产生抑制作用。临床医生掌握正确的局麻药用量，以及最大推荐剂量是非常重要的。

　　当局麻药的用量在治疗的正常范围内，血药浓度正常时，中枢神经系统（CNS）不会出现毒性反应，没有任何临床症状；当局麻药的用量超过最大剂量或相对剂量过大，血药浓度过高时，中枢神经系统（CNS）会出现毒性反应，临床表现为广泛的强直性痉挛（表2-4-1）。

表2-4-1　口腔局麻药轻度到中度的过量水平，中枢神经系统的毒性反应
（CNS）

临床表现（患者的客观体征）	症状（患者的主观感觉）
多语、焦虑、语言急促不清	口周和舌体麻木
脸部颤抖、肢体肌肉抽搐	感觉身体发热、皮肤充血
头晕、眩晕、困倦	自觉有梦幻感
视觉紊乱、听觉障碍	
定向力障碍、发音困难	

二、心血管系统的毒性反应

口腔局麻药可以直接作用于心肌和外周血管床。

对心肌的直接作用：口腔局麻药对心肌有抑制作用，可以改变心肌的电生理活动，直接降低心肌的电兴奋性，从而降低了传导速度和心肌收缩力。当局麻药的用量超过最大剂量或相对剂量过大，血药浓度过高时，心血管系统（CVS）会出现毒性反应，表现为心肌收缩力下降、心排血量下降，两者都会导致循环衰竭（表2-4-2）。

表2-4-2　口腔局麻药轻中度到重度的过量水平，心血管系统的毒性反应
（CVS）

轻中度过量水平	重度过量水平
眼球震颤、出汗、呕吐	广泛的中枢神经系统抑制
血压上升、心率上升、呼吸频率上升	血压下降、心率下降、呼吸频率下降
强直性痉挛、癫痫发作	致死剂量：心血管循环衰竭、意识丧失

对外周血管床的直接作用：所有的口腔局麻药都有松弛血管壁平滑肌的作用，可以导致外周血管的扩张。口腔局麻药注射部位的血管扩张，加快了局部的血流量，提高了局麻药的吸收速度，这将导致局麻药的作用时间变短、麻醉的深度降低，增加了手术区域的出血，同时增加了局麻药的血药浓度（即毒性反应）。

口腔局麻药在过量水平时，会出现心肌收缩力和心排血量下降、外周血管扩张，可以直接导致明显的血压下降（低血压）。口腔局麻药致死剂量可出现循环衰竭。

三、局部组织的毒性反应

口腔局麻药能引起骨骼肌的改变，相比其他组织，骨骼肌对局麻药的局部刺激更加敏感。长效局麻药比短效局麻药对骨骼肌造成的局部改变更多，但是这种改变是可逆的，在局部注射局麻药 2 周后，肌肉改变可以完全恢复。

▎参考文献

1. STANLEY F M. Handbook of local anesthesia. 刘克英. 5 版. 北京：人民卫生出版社，2007.

2. BLANTON P L, JESKE A H. The key to profound local anesthesia, neuroanatomy. Journal of the American Dental Association（JADA），2003，753-760.

3. KATHY B B, ARTHUR C D, DOREEN K. 口腔局部麻醉学. 朱也森，姜虹. 北京：人民军医出版社，2011.

4. JESTAK J T, YAGIELA J A, DONALDSON, D. Local anesthesia of oral cavity. Philadelphia: Saunders, 1995.

5. TETZLAFF J E. Pharmacology of local anesthetics. Woburn, MA: Butterworth-Heinemann, 2000.

6. FAWCETT J P, KENNEDY J M, Kumar A, et al. Comparative efficacy and pharmacokinetics of racemic bupivacaine and s-bupivacaine in the third molar surgery. Journal of Pharmacy and Pharmaceutical Sciences, 2002, 5(2): 199-204.

7. MOORE P A, DUNSKY J L. Bupivacaine anesthesia-a clinical trial for endodontic therapy. Oral Surgery, 1983, 55: 176-179.

8. HAYDON D A, KIMURA J E. Some effects of n-pentane on the sodium and potassium currents of the squid giant axon, Journal of Physiology, 1981, 312: 57-70.

9. PICKETT F A, TEREZHALMY G T. Dental drug reference with clinical applications. Baltimore, MD: Lippincott Williams & Wilkins, 2006.

10. CHIU C Y, LIN T Y. Systemic anaphylaxis following local lidocaine administration during a dental procedure. Pediatr Emerg Care, 2004, 20: 178-180.

第三章

口腔局部麻醉药的
分类与合理选择

口腔局部麻醉药的分类

按照化学结构的不同，常用的注射口腔局麻药可分为两大类：酯类和酰胺类。二者最大的不同是，所有的酰胺链中都包含一个氮原子，而酯链中不包含。按照局麻药发明的先后顺序，酯类局麻药主要有可卡因、普鲁卡因、丁卡因等；酰胺类局麻药主要有利多卡因、甲哌卡因、丙胺卡因、布比卡因、依替卡因、阿替卡因、罗哌卡因和左旋布比卡因。酯类口腔局麻药因其过敏性等缺点，已经在 1996 年完全退出市场。

目前，国内临床上常用的口腔局部麻醉药都是人工合成的酰胺类局麻药，包括 4 种注射用口腔局麻药，分别是：2% 盐酸利多卡因（不含肾上腺素）、2% 盐酸甲哌卡因含 1∶10 万肾上腺素、3% 盐酸甲哌卡因（不含肾上腺素）、4% 盐酸阿替卡因含 1∶10 万肾上腺素（赛普杜尼，必兰）。而 2% 盐酸利多卡因含 1∶10 万肾上腺素局麻药将很快进入临床应用（表 3-1-1）。

表 3-1-1　国内临床常用酰胺类局麻药浓度及配方

酰胺类局麻药	浓度	血管收缩药	目前临床使用状况
利多卡因	2% 2%	无 1∶100 000	有应用 无
甲哌卡因	2%	1∶100 000	有应用
甲哌卡因	3%	无	有应用
阿替卡因	4%	1∶100 000	有应用
布比卡因	0.5%	1∶200 000	无
丙胺卡因	4%	1∶200 000	无

酰胺类口腔局部麻醉药的特点与合理选择

牙科医生每天都要应用局麻药来治疗不同种类的口腔疾病，充分认识局麻药之间的不同，才能更加合理地使用局麻药。根据局麻药的 pKa 值、脂溶性、蛋白结合力的不同，将其分为短效、中效、长效的口腔局麻药。这些特点包括局麻药的起效时间、持续时间、神经毒性、血管作用、过敏反应、安全剂量等。2% 盐酸利多卡因（不含肾上腺素）和 3% 盐酸甲哌卡因（不含肾上腺素）属于短效口腔局麻药；2% 盐酸甲哌卡因和 4% 盐酸阿替卡因加入肾上腺素，成为中效或长效口腔局麻药。

一、2% 盐酸利多卡因不含肾上腺素

2% 盐酸利多卡因（lidocaine），是 1947 年人工首次合成的第一种新型酰胺类局麻药，成为局麻药新的里程碑。利多卡因可用于多个学科的局部麻醉，因其起效快、麻醉浸润性好及罕见过敏反应的报道，在临床上受到外科和牙科医生的欢迎，改变了外科学和口腔医学对于控制疼痛的用药，逐渐取代了普鲁卡因。利多卡因还可以作为急救用药，是心律失常病人的首选用药。

现在国内口腔临床应用最多的局麻药是 2% 盐酸利多卡因纯溶液（不含肾上腺素）注射剂，相比普鲁卡因，其对血管扩张的作用小。利多卡因与其他酰胺类局麻药相比，属于短效麻药，在牙髓麻醉中持续作用时间为 5～10 分钟，在软组织麻醉中持续时间为 60～120 分钟，可根据手术时间的长短来选择短效的局麻药，其适合软组织浸润、神经阻滞麻醉的所有口腔治疗。利多卡因具有血管扩张作用，如果加入 1:100 000 的肾上腺素，将明显延长其麻醉的作用时间，能够提供稳定和持久的局部麻醉，使其成为中效局麻药，在牙髓麻醉中时间可持续 60 分钟，在软组织麻醉中可持续 180～300 分钟。含 1:100 000 肾上腺素的 2% 利多卡因溶液即将进入中国市场。

2% 盐酸利多卡因在肝脏中由微粒体特定功能的酰胺酶代谢，在肾脏排出，所以严重肝病和肾病患者慎用，利多卡因的消除半衰期是 1.6 小时（96 分钟）。2% 盐酸利多卡因的最大推荐剂量为 4.4mg/kg，每次不超过 300mg。在 FDA 妊娠用药的分类中属于 B 类药物，哺乳期间的安全性为 S，虽然 2% 盐酸利多卡因可少量进入母乳，但相比其他局麻药，还是将其作为孕妇和哺乳期妈妈的安全用药，需谨慎使用。注意儿童用量随个体差异变化很大，在儿童口腔治疗中，盐酸利多卡因的常用浓度为 0.25%～0.5%，一次最

大剂量不超过 4.5mg/kg。如果需要利多卡因皮内试验，一般将 2% 利多卡因 0.1mL 稀释至 1mL，皮内注射 0.1mL，观察 20 分钟，如果皮肤局部红肿，红晕直径超过 1cm 为阳性。

二、2% 盐酸甲哌卡因 /1∶10 万肾上腺素

2% 盐酸甲哌卡因（mepivacaine），1957 年由 A. F. Eckenstam 研制成功并引入瑞典，1960 年用于牙科，成为口腔临床专用的局部麻醉药。2% 盐酸甲哌卡因属于酰胺类局麻药，因其含有 1∶100 000 的左旋异丙肾上腺素，所以只产生轻微的血管扩张作用，增加了甲哌卡因的安全性和持续作用时间，属于中效局麻药。其起效速度一般为 2 分钟，持续时间延长，牙髓麻醉可达 45～60 分钟、麻醉浸润性比利多卡因更好，软组织浸润麻醉 180～300 分钟，麻醉效力提高，适合所有的口腔治疗。罕见过敏反应。

2% 盐酸甲哌卡因 /1∶100 000 肾上腺素（2% 司康杜尼）由肝脏中微粒体特定功能的氧化酶代谢，在肾脏排出。甲哌卡因的消除半衰期是 1.9 小时（114 分钟）。2% 盐酸甲哌卡因与利多卡因的药代动力学和药效动力学相似，其最大推荐剂量为 4.4mg/kg，每次不超过 300mg。研究表明，2% 盐酸甲哌卡因浓度低，对神经毒性小，是神经阻滞麻醉的最佳推荐用药。在 FDA 妊娠用药的分类中属于 C 类药物，哺乳期间的安全性不太清楚，建议谨慎使用。注意 4 岁以下儿童禁用。

三、3% 盐酸甲哌卡因不含肾上腺素

3% 盐酸甲哌卡因（mepivacaine），1957 年由 A. F. Eckenstam 研制成功，1961 年被用于牙科。3% 盐酸甲哌卡因与其他酰胺类局麻药相比，其血管扩张作用最弱，所以不加肾上腺素也可以单独使用，常常被用作特殊人群的口腔局部麻醉药。其在中枢和外周的持续时间很短，属于短效麻药，适用于需要短时间操作的手术。起效最快，可提供 20～40 分钟的牙髓麻醉，120～180 分钟的软组织浸润麻醉，适合所有的口腔治疗。罕见过敏反应。

3% 盐酸甲哌卡因（3% 司康杜尼）在肝脏中代谢，从肾脏排出。3% 甲哌卡因的消除半衰期也是 1.9 小时（114 分钟），其最大推荐剂量为 4.4mg/kg，每次不超过 300mg。因为 3% 盐酸甲哌卡因不含肾上腺素，所以多用于高血

压患者、运动员等特殊人群。需要注意的是，由于没有血管收缩剂，局麻药会更快地从注射部位吸收，临床医生可能会加大局麻药的用量，导致循环系统内血药浓度过高，出现局麻药中毒或中枢神经系统抑制，所以注射时应避免超过最大剂量。在 FDA 妊娠用药的分类中属于 C 类药物，哺乳期间的安全性不太清楚，建议谨慎使用。注意 4 岁以下儿童禁用。

四、4% 盐酸阿替卡因 /1∶10 万肾上腺素

4% 盐酸阿替卡因（articaine）/ 肾上腺素注射液同样在牙科领域得到广泛应用。1969 年由德国化学家研制成功，是一种新型的酰胺类局麻药。1976 年进入德国和瑞士，1983 年在加拿大开始使用，2000 年 4 月得到美国食品药品监督管理局（FDA）的认证，进入美国的牙科领域。1999 年，4% 盐酸阿替卡因 /1∶10 万肾上腺素（必兰）进入中国市场，用于牙科领域，且受到临床医生们的广泛欢迎。2022 年，由法国原发研制、无菌生产的 4% 盐酸阿替卡因 /1∶10 万肾上腺素（赛普杜尼）进入中国市场，获得了中国国家药监局（NMPA）的参比制剂认证，成为口腔局部麻醉药杜尼家族的新成员。赛普杜尼起效快，麻醉强度是利多卡因的 1.5 倍、普鲁卡因的 1.9 倍，蛋白结合力最强，所以麻醉浸润效果最好，持续时间长。罕见过敏反应。

4% 盐酸阿替卡因含有 1∶100 000 的肾上腺素，虽然属于酰胺类局麻药，但其分子结构特殊，它包含一个完全不同的芳香环类结构和一个酯链，构成特殊的药物特性，具有迅速生物转化的能力，4% 盐酸阿替卡因不仅在血浆中被血浆酯酶水解，还在肝脏中与肝微粒体酶发生生物转化，再经肾脏排泄，所以阿替卡因的消除半衰期最短，0.75 小时（约 43 分钟）。其特性决定了它的脂溶性最高、穿透性最强、麻醉强度最高，麻醉起效快，3 ~ 4 分钟，麻药持续时间最长，属于长效麻药，牙髓麻醉持续时间 60 ~ 70 分钟，软组织麻醉可达 180 ~ 360 分钟。全口浸润麻醉可选择 4% 盐酸阿替卡因，适合所有的口腔手术，特别是种植手术的局部浸润麻醉，推荐优先选择浸润力强的阿替卡因。最大推荐剂量为 7mg/kg，每次不超过 500mg。在 FDA 妊娠用药的分类中属于"未知"，哺乳期间的安全性也为"未知"，所以，建议孕妇和哺乳期母亲谨慎使用。注意适用于成人和 4 岁以上儿童。

五、妊娠期妇女对口腔局部麻醉药的选择

女性怀孕期间肾功能会发生改变，一些药物的排泄会出现异常，导致药物聚积，增加了发生药物过量反应的危险，肾功能障碍是导致孕妇局麻药过量反应的主要原因。如果将局麻药直接注射进入血管内，或局麻药能够通过"胎盘屏障"，或局麻药代谢障碍时，就会影响胎儿，所以应该保守地对妊娠期妇女使用任何药物，才是明智的做法。

Malamed 在《口腔局部麻醉手册》一书中明确指出：口腔麻醉和牙科治疗对于妊娠期妇女来说是一种相对禁忌证，特别是怀孕初期的三个月，要向患者的产科医生咨询，尤其是此次或以前妊娠既往史有问题的患者要更加注意，应该考虑择期治疗。

美国食品药品监督管理局（FDA）对妊娠期妇女用药进行了明确的分类，药物分为 A、B、C、D、X 共 5 类（表3-2-1）。应该注意的是：在动物实验研究中没有发现任何致畸作用的药物，并不能表示在人类没有致畸作用。

表 3-2-1　美国食品药品监督管理局（FDA）对妊娠用药的分类

分类	定义
A 类	临床对照研究表明：妊娠初期三个月用药没有发现药物对胎儿有危险，没有证据证明第 2 个和第 3 个三个月期间存在危险，对胎儿危害极小（安全用药）
B 类	动物生殖实验研究表明：没有对胎儿有害的证据。但是，没有人类怀孕初期三个月的对照研究 / 不能肯定；没有第 2 个和第 3 个三个月期间存在危险的证据，胎儿致畸的风险有可能但不明显；见药盒内的药物说明书（建议谨慎用药）
C 类	动物生殖实验研究表明：对胎儿有危险（致畸或胎死），但没有人类对照研究；缺乏动物或人类的研究资料。用药时权衡对胎儿的利大于弊，见药盒内的药物说明书（权衡利弊用药）
C/D/D	在怀孕初期三个月为 C 类，在第 2 和第 3 个三个月期间对人类胎儿有危害的证据；在危及孕妇生命时，母亲的生命超过胎儿的风险。见药盒内的药物说明书（权衡利弊用药）
D 类	有证据表明：对人类胎儿存在危险。但是在危及孕妇生命时，母亲的生命超过胎儿的风险。见药盒内的药物说明书（权衡利弊用药）
X 类	在动物和人类的研究中都已证明可使胎儿致畸；禁用于已妊娠或将妊娠的妇女（禁忌用药）

2% 利多卡因（不含肾上腺素）的妊娠用药分类属于 B 类药物，临床动物生殖实验表明对胎儿没有显示风险，但是缺乏人类在怀孕期间的临床对照研究资料，故应谨慎使用。盐酸甲哌卡因的妊娠用药分类属于 C 类药物，表示动物生殖实验证明对胎儿有副作用，同样缺乏人类临床对照研究资料，但是要权衡利弊，即药物对孕妇带来的益处大于对胎儿带来的风险时，才可以应用。 4% 盐酸阿替卡因的妊娠用药分类未知，所以不能用于孕妇。通过对几种口腔局麻药的比较，目前在临床口腔治疗中，孕妇首选 2% 利多卡因（不含肾上腺素）制剂，孕妇一般不用或慎用血管收缩剂，防止引起流产或早产（图 3-2-1）。

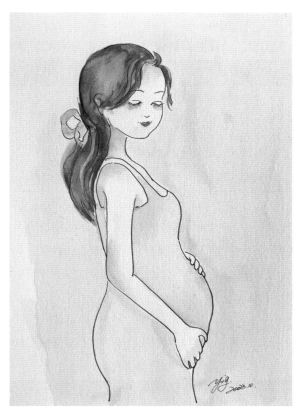

图 3-2-1　妊娠期妇女对口腔局麻药的选择
（图片：由作者绘画）

六、哺乳期母亲对口腔局部麻醉药的选择

哺乳期母亲都会担心口腔局麻药对婴儿的影响，虽然有研究文献证明：局麻药物进入母乳的量很少，但是如果患者担忧，还是建议用吸奶器将当天的母乳吸出丢弃，用配方奶粉代替；或者可选择清除半衰期较快的局麻药，按照推理：阿替卡因在所有酰胺类局麻药中半衰期最短，约 45 分钟，但是也要熟知和参照 FDA 对哺乳期母亲用药的分类来选择局麻药。

美国食品药品监督管理局（FDA）对哺乳期母亲用药的分类：S 表示用药和母乳喂养不冲突，属于婴儿安全用药；S？表示没有足够的文献证明婴儿用药的安全性；S* 表示该药慎用，对婴儿有显著影响；NS 表示不安全，禁止用药（表 3-2-2）。

表 3-2-2　美国食品药品监督管理局（FDA）对哺乳期母亲用药的分类

哺乳期分类	定义
S	对婴儿安全；用药和母乳喂养不冲突
S？	对婴儿的安全性不清楚，文献不足
S*	对婴儿可能有明显的影响；应该谨慎用药
NS	对婴儿不安全；禁止用药或需要终止母乳喂养

根据美国食品药品监督管理局（FDA）对哺乳期母亲用药的分类，2% 盐酸利多卡因哺乳期分级为 S，是哺乳期母亲的首选用药（图 3-2-2）。盐酸甲哌卡因哺乳期分级 S？，表明安全性不详；4% 盐酸阿替卡因在哺乳期的安全性未知（表 3-2-3）。

表 3-2-3　美国食品药品监督管理局（FDA）对妊娠和哺乳期妇女的
药物分类级别

口腔局麻药	妊娠期分类	哺乳期分类
利多卡因	B	S

口腔局麻药	妊娠期分类	哺乳期分类
甲哌卡因	C	S？
阿替卡因	C	未知——谨慎用药
肾上腺素	C	NS
布比卡因	C	S？
丙胺卡因	B	未知——谨慎用药

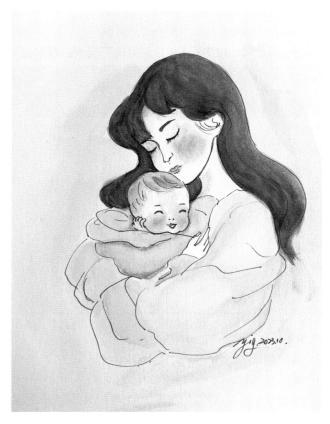

图 3-2-2 哺乳期母亲对口腔局麻药的选择
（图片：由作者绘画）

七、儿童及婴幼儿对口腔局部麻醉药的选择

口腔局麻药在儿童及婴幼儿的应用需要特别注意，因为儿童对药物的吸收、代谢和排出功能尚未发育完全，是不应该使用成人剂量的。所以，儿童使用药物剂量的精准计算十分重要，缺乏体重计算是导致药物过量反应的主要原因，已见到多起有关儿童药物过量反应的报道。

4 岁以上儿童可以按照公斤体重选择口腔局麻药的用量，儿童口腔局麻药最大推荐剂量可参见表 3-2-4。儿童患者的口腔治疗首选不含肾上腺素的口腔局麻药，避免局部组织溃疡或组织坏死，并且儿童的口腔治疗多与牙髓血运重建、活髓切断、牙撕脱性损伤后再植有关，建议首选 3% 不含肾上腺素的甲哌卡因，进行单象限治疗和牙外伤治疗。

表 3-2-4　4 岁以上儿童口腔局麻药最大推荐剂量

口腔局麻药	体重 20kg	体重 30kg	体重 40kg	体重 50kg	每支卡局瓶
4% 阿替卡因	2/3 支	1 支	2 支	3 支	68mg （1.7mL/ 支）
					36mg （1.8mL/ 支）
2% 甲哌卡因	1.5 支	2 支	2.5 支	3 支	36mg （1.8mL/ 支）
3% 甲哌卡因	1/2 支	2/3 支	1.0 支	1.5 支	54mg （1.8mL/ 支）

注：3% 甲哌卡因：儿童体重 kg×1.33mg；2% 甲哌卡因：儿童体重 kg×0.5mg；4% 阿替卡因：儿童体重 50kg 最大剂量不超过 3 支。

4 岁以下儿童禁止使用 2% 甲哌卡因（含肾上腺素）和 3% 甲哌卡因（不含肾上腺素），以及 4% 阿替卡因（含肾上腺素）。4 岁以下儿童及婴幼儿推荐首选 0.25%～0.5% 利多卡因（不含肾上腺素）的稀释制剂，按照 4.5mg/kg 的标准计算使用（图 3-2-3）。

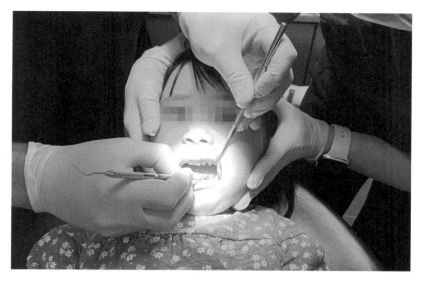

图 3-2-3　4 岁以下儿童对口腔局麻药的选择
（图片：由作者提供）

八、伴心脑血管疾病的老年患者对口腔局部麻醉药的选择

　　随着年龄的增加，老年人对于口腔局麻药的吸收、代谢、排出功能都在减退，并且老年患者经常伴随一些心脑血管疾病，造成机体对局麻药的降解能力下降，在口腔治疗中处于高危状态，增加了医疗急症潜在的风险，属于需要特殊关注的人群，医生在治疗前一定要对老年患者进行医疗评估。

　　65 岁以上身体健康的老年患者，口腔局麻药的剂量应适当减少。对于 70 岁以上的老年人，患有心脏病、高血压、肝肾功能不全、糖尿病等疾病者，不用或慎用含肾上腺素的口腔局麻药，如果必须使用，则肾上腺素一次不应超过 0.04mg（1 支卡局瓶含肾上腺素 0.018mg），建议首选 3% 甲哌卡因（不含肾上腺素）。因为肾上腺素会影响人体的生理功能，可使血压升高、心肌耗氧量增加、糖原分解速度加快（图 3-2-4）。

　　高血压患者血压超过 160mmHg/100mmHg 时，使用口腔局麻药需要在心电监护下进行；超过 180mmHg/110mmHg 时，需要先控制血压到正常后再进行局部麻醉；收缩压高于 200mmHg，舒张压高于 115mmHg 时，应避免使用口腔局麻药和进行口腔治疗。

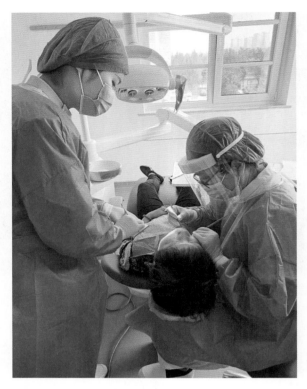

图 3-2-4　老年患者对口腔局麻药的选择
（图片：由作者绘画）

在 6 个月内，患有心律不齐、不稳定性心绞痛、严重心肌梗死或脑血管意外的患者，应避免使用口腔局麻药和进行口腔治疗，因为心梗或脑梗急性期可能会诱发严重的不良反应。装有心脏起搏器或支架的患者，对口腔局麻药和肾上腺素无特殊要求，需听取心内科医生的意见。

建议伴有室性心律失常的患者首选 2% 盐酸利多卡因（不含肾上腺素），可降低心肌自律性，利多卡因还具有抗心律失常的作用，对于心律失常的患者也推荐使用 2% 利多卡因。

九、肝功能不全患者对口腔局部麻醉药的选择

酰胺类局麻药主要通过肝脏代谢，所以肝功能不全时，对酰胺类局麻药的分解代谢能力降低，过多使用局麻药会加重肝脏的负担，不仅进一步损害

肝功能，而且会造成局麻药中毒。然而，阿替卡因作为一种特殊的酰胺类局麻药与酯类局麻药代谢相似，5%~10%在肝脏中经同工酶系统代谢，而90%~95%在血液中通过血浆胆碱酯酶水解，因此肝功能不全的患者可选用阿替卡因（图3-2-5）。

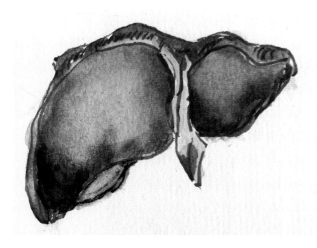

图 3-2-5　肝功能不全患者的肝
（图片：由作者绘画）

十、肾功能障碍患者对口腔局部麻醉药的选择

肾脏是口腔局麻药的主要排泄器官，患有肾衰或肾功能减退的患者，特别是肾透析的患者应特别注意口腔局麻药的选择与应用，应在肾内科医生的建议指导下，择期进行口腔治疗和局麻药的应用，减少口腔局麻药和血管收缩剂的剂量，以减少代谢产物在肾脏的蓄积。

十一、糖尿病患者对口腔局部麻醉药的选择

糖尿病是最常见的内分泌障碍性疾病，其远期并发症包括微血管、心血管系统、眼睛、肾脏和神经系统的紊乱。糖尿病患者大都依赖胰岛素来降低血糖，而肾上腺素是胰岛素的拮抗剂，肾上腺素可以降低胰岛素的降血糖作用。另外，肾上腺素还可以促进肝糖原的分解，使血糖浓度升高，所以，当糖尿病患者的血糖控制不佳或大量使用胰岛素时，建议谨慎或避免使用含肾

上腺素的口腔局麻药，应首选 3% 甲哌卡因，注意以最小剂量缓慢注射。

十二、甲状腺功能亢进患者对口腔局部麻醉药的选择

甲状腺对于人体的正常生长和代谢发挥着重要作用，当甲状腺功能异常时，会出现分泌过多或分泌不足，前者将导致甲状腺功能亢进（甲亢），后者将导致甲状腺功能减退（甲减）。甲状腺功能亢进的患者，会分泌过多的甲状腺素，导致交感神经的兴奋性增高，不仅表现出紧张、焦虑，还会出现心率加快、心律失常、血压升高、出汗乏力等临床症状，且肾上腺素往往会加重心血管疾病的症状。

注意甲状腺功能亢进的患者未经治疗，禁止使用肾上腺素。因此在口腔治疗中，建议甲状腺功能亢进的患者避免使用或慎用含肾上腺素的口腔局麻药，应该首选 3% 甲哌卡因。另外，嗜铬细胞瘤是肾上腺髓质的一种罕见肿瘤，可能会分泌过多的儿茶酚胺，也应避免使用肾上腺素（图 3-2-6）。

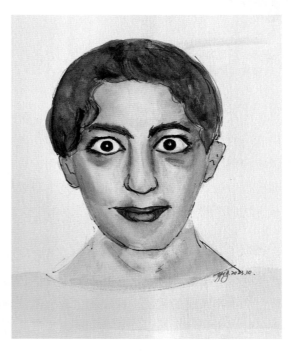

图 3-2-6　甲亢患者的临床表现——眼球突出
（图片：由作者绘画）

十三、放疗患者对口腔局部麻醉药的选择

接受头颈部放疗的患者，口腔局部的血液循环较差，使用含有肾上腺素的口腔局麻药时，容易引起口腔局部组织坏死。建议放疗患者选择不含肾上腺素的口腔局麻药。

十四、牙外伤患者对口腔局部麻醉药的选择

牙外伤的分类中，牙齿撕脱伤或牙脱位性损伤均可造成牙髓、牙周膜的同时受损，在治疗中为了尽量恢复牙髓和牙周膜的活性，往往选择撕脱伤牙齿再植术、牙复位固定术、牙髓血运重建、活髓切断术或盖髓手术，在治疗过程中应选择不含肾上腺素的口腔局麻药，避免牙周膜注射或局部浸润麻醉（图 3-2-7）。

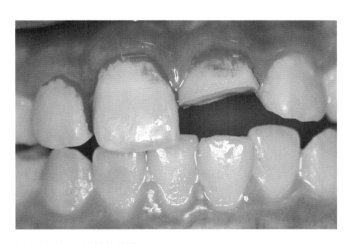

图 3-2-7　牙外伤患者
（图片：由作者提供）

十五、运动员对口腔局部麻醉药的选择

运动员参加比赛经常需要做尿检实验，如果使用 4% 阿替卡因口腔局麻药，其药物活性成分可使运动员的尿检兴奋剂检查呈阳性；同时，运动员一般禁止使用肾上腺素。所以建议运动员首选 3% 甲哌卡因作为口腔治疗中的局麻药（图 3-2-8）。

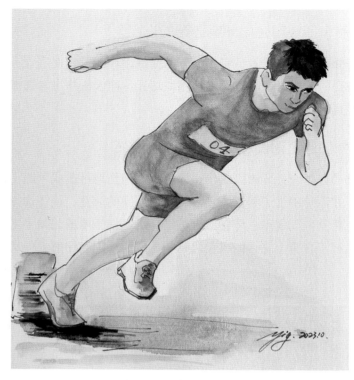

图 3-2-8　运动员对口腔局麻药的选择
（图片：由作者绘画）

十六、酒精成瘾的患者对口腔局部麻醉药的选择

　　对中枢神经系统有抑制作用的药物包括：局麻药、抗抑郁药、抗组胺药、阿片类药物，也包括酒精，这些药物间的相互作用可显著增加中枢神经系统、呼吸系统的抑制作用，所以酒精成瘾的患者对于口腔局麻药的应用应严格限制最大剂量。酒精成瘾的人对疼痛的刺激更加敏感，很难获得满意的麻醉效果。

十七、口腔局部麻醉药成人的最大推荐剂量（MRDs）

　　口腔局麻药的最大推荐剂量，是指在临床工作中允许安全使用的最大量，大部分牙科治疗的患者用药不会达到最大剂量。但是，对于儿童和体弱多病的老人，局麻药血药浓度过高会增加潜在的风险，所以要根据患者体重计算用药剂量，应该始终低于最大计算剂量。这里根据 Malamed 教授的著作《口腔局部麻醉手册》，给大家推荐酰胺类口腔局麻药的最大推荐剂量（MRDs），即口腔局麻药的最大安全用药剂量，已得到美国食品药品监督管理局（FDA）的认可（表 3-2-5）。

表 3-2-5　口腔局麻药成年人的最大推荐剂量（MRDs）

口腔局麻药	针筒颜色	mg/kg	MRD, mg	卡局瓶	卡局瓶数量
4% 阿替卡因	金色	7.0	500	72mg（1.8mL/ 支）	7 支 = 504mg
2% 利多卡因	浅蓝	4.4	300	36mg（1.8mL/ 支）	7 支 = 252mg
2% 甲哌卡因	棕色	4.4	300	36mg（1.8mL/ 支）	8 支 = 288mg（70kg）
3% 甲哌卡因	黄褐色	4.4	300	54mg（1.8mL/ 支）	3 支 =162mg

注：mg/kg 每千克毫克，mg/lb 每磅毫克，MRD, mg 最大推荐剂量毫克。

4% 阿替卡因常规注射剂量为 1/2 ~ 1 支，通常要根据患者的年龄、体重、手术类型来选择麻药剂量。一般口腔治疗最多选择 2 支局麻药，尽量避免一次治疗 4 个象限的牙齿。65 岁以上的老年患者应使用成人剂量的一半。

同样体重为 91kg 的肌肉型病人与肥胖病人，耐受局麻药的剂量不同。因为体重相同时，身体中肌肉含量多、脂肪含量少的患者有更多的血管体积，而肥胖病人脂肪组织中血管含量少，所以前者可以耐受更多的药物剂量，而不易发生药物过量反应。

第三节
肾上腺素的药理作用与应用

一、肾上腺素的药理作用

肾上腺素可以由人工合成，也可以从动物的肾上腺髓质中获得，它所产生的化学作用与交感神经系统的肾上腺素和去甲肾上腺素介质相同或相似。肾上腺素高度溶解于水，在局麻药的弱酸性溶液中能保持相对稳定。为了防止局麻药在储存过程中出现肾上腺素变性，通常需在卡局瓶中添加抗氧化剂——亚硫酸氢盐。

口腔局麻药本身具有一定程度的血管扩张作用，当注射到局部组织后，该区域的血管扩张，增加了血流灌注，局麻药快速吸收进入血液循环，不仅使血药浓度升高，增加了中毒的风险，而且使局麻药作用的持续时间缩短。在临床中，经常将肾上腺素作为血管收缩剂加入口腔局麻药液中联合使用，与局麻药一起注入口腔局部组织中，使注射区域的血管收缩，减少了局部组织的血流灌注；还可以延缓局麻药吸收入血的速度，从而延长了局麻药的作用时间，增强了局部的麻醉强度；同时降低了局麻药的血药浓度，减少了局麻药的毒性反应。另外，肾上腺素收缩血管后，可减少注射部位的出血量，使手术视野更加清晰（表 3-3-1）。

表 3-3-1　口腔局麻药与血管收缩药的作用比较

口腔局部麻醉药	血管收缩药（肾上腺素）
注射区域血管扩张，增加局部血流灌注	注射区域血管收缩，减少局部血流灌注
加快局麻药的吸收速度，缩短局麻药的作用时间，降低局部的麻醉强度	延缓局麻药的吸收速度，延长麻药的作用时间，增强局部的麻醉强度
升高局麻药的血药浓度，增加麻药的毒性反应	降低局麻药的血药浓度，减少局麻药的毒性反应
增加注射部位的血流量，增加手术区域的出血	减少注射部位的血流量，减少手术区域的出血，使手术视野更加清晰

肾上腺素进入人体后会作用于肾上腺素受体，直接刺激心脏、血管系统，引起全身各器官组织的反应（表 3-3-2）。所以，美国心脏协会建议正常人一次注射肾上腺素最大剂量为 0.2mg，有心脏疾病的患者一次剂量不应超过 0.04mg，通常 1 支卡局瓶局麻药中含肾上腺素 0.018mg。对于心脏病患者使用含肾上腺素的局麻药，一次注射剂量不要超过 2 支。

表 3-3-2　肾上腺素对心血管系统及全身的反应

人体不同器官、组织	肾上腺素作用
直接作用于心肌	加强心肌的收缩力量和速度，从而增加了心排血量，心率加快
作用于心脏起搏细胞	增加心脏起搏细胞的兴奋性，常常发生心室心动过速和室性期前收缩
作用于冠状动脉	使冠状动脉扩张，增加冠状动脉的血流量
血压变化	收缩压升高，剂量小时舒张压下降，剂量大时舒张压升高
呼吸系统	肾上腺素可松弛支气管平滑肌，治疗急性哮喘发作
外周血管作用	肾上腺素有收缩血管的作用

二、肾上腺素的稀释与口腔局部麻醉药的精准配比

为了在临床中使用肾上腺素更加安全，经常将肾上腺素溶液按照一定的比例进行稀释，通常被称为比值，用毫克（mg）表示。稀释后的肾上腺素溶液按照一定的比值精准配比，已广泛地应用于医学和口腔医学中，肾上腺素作为"化学止血器"也被加入口腔局麻药注射液中（表 3-3-3）。

表 3-3-3　在临床中应用的肾上腺素浓度（稀释度）

浓度（稀释度）	mg/mL	卡局瓶	临床应用
1:1 000	1.0	—	用于急救医学：急性过敏性反应的抢救、支气管痉挛的治疗
1:10 000	0.1	—	用于急救医学：心脏骤停病人的抢救
1:100 000	0.01	0.018mg（1.8mL/支）	用于口腔局麻药 - 肾上腺素的血管收缩药：止血和加强麻醉效果
1:200 000	0.005	0.009mg（1.8mL/支）	用于口腔局麻药 - 肾上腺素

例如：1:1 000 浓度的药液，表示在 1 000mL 溶液中包含 1g（1 000mg）的肾上腺素，即 1.0mg/mL。此浓度在临床中多用于过敏性反应病人的抢救。

1:10 000 浓度的肾上腺素，表示在 1mL 1:1 000 的溶液中加入 9mL 的溶剂，配成 1:10 000 的制剂，即 0.1mg/mL。在临床中多用于心脏骤停病人的抢救。

　　1:100 000 浓度的肾上腺素，表示在 1mL 1:10 000 的溶液中加入 9mL 的溶剂，配成 1:100 000 的制剂，即 0.01mg/mL。在临床中多用于口腔局麻药的混合制剂。4% 阿替卡因 / 肾上腺素 1:100 000；2% 司康杜尼 / 肾上腺素 1:100 000。

　　然而，在临床工作中，有一些医生经常按照自己的意愿，将肾上腺素随意添加在口腔局麻药液中，以获得含有肾上腺素的局麻药的临床效果。这样的做法不能精准控制肾上腺素的用量，没有进行科学的肾上腺素稀释比例，往往存在安全隐患，可能会诱发肾上腺素的副作用，引起心血管疾病。如果肾上腺素过量，还可导致血压升高、心律失常，甚至心绞痛、脑出血等严重疾病。

　　另外，在不含肾上腺素的口腔局麻药液中随意添加肾上腺素，也存在违反法律的风险。《药品管理法》第23条规定：医疗机构配制制剂，须经所在地省、自治区、直辖市人民政府卫生行政部门审核同意，由省、自治区、直辖市人民政府药品监督管理部门批准，发给《医疗机构制剂许可证》。无《医疗机构制剂许可证》，不得配制制剂。

　　注意无证配制制剂的行为，被界定为是生产假药的行为，处罚方法如下。

　　（1）未取得《医疗机构制剂许可证》擅自配制制剂的，一般也是生产假药的行为，应以生产、销售假药论处，并从重处罚。

　　（2）医疗机构未按规定变更或申请制剂配制许可事项，仍从事制剂配制的，依照《药品管理法》第七十三条的规定给予处罚。吊销《药品生产许可证》《药品经营许可证》或《医疗机构制剂许可证》。构成犯罪的，依法追究刑事责任。

三、肾上腺素在临床的应用

　　肾上腺素可以用于急救医学，治疗急性过敏性反应、心脏停搏的抢救，也可以作为血管收缩剂用于口腔医学。有些口腔局麻药添加肾上腺素会延长局麻药的作用时间，但是同时存在一些副作用。在临床上，要考虑以下几个因素来选择合适的局麻药。

1. 要根据治疗牙齿和手术过程中所需时间的长短选择局麻药；
2. 根据麻醉技术和治疗部位选择局麻药；
3. 根据手术治疗内容选择局麻药；
4. 根据是否需要控制手术后疼痛选择局麻药；
5. 根据患者年龄和身体状况选择局麻药；
6. 根据剂型选择局麻药。

表 3-3-4　含肾上腺素或不含肾上腺素口腔局麻药麻醉持续时间的平均值

口腔局麻药	浸润麻醉	牙髓麻醉	神经传导阻滞麻醉	软组织麻醉
2% 盐酸利多卡因（不含肾上腺素）	5 ~ 10 分钟	5 ~ 10 分钟	约 10 ~ 20 分钟	60 ~ 120 分钟
2% 利多卡因 / 1:100 000 肾上腺素	约 60 分钟	60 分钟	大于 60 分钟	6 小时
3% 盐酸甲哌卡因（不含肾上腺素）	5 ~ 10 分钟		20 ~ 40 分钟	
2% 甲哌卡因 / 1:100 000 肾上腺素	小于 60 分钟		大于 60 分钟	
4% 阿替卡因 / 1:100 000 肾上腺素	小于 60 分钟		大于 60 分钟	

由表 3-3-4 可知：不含肾上腺素的 2% 利多卡因牙髓麻醉时间为 5 ~ 10 分钟，如果加入肾上腺素，牙髓麻醉可以达到 60 分钟。通常牙髓麻醉的治疗大约需要 40 ~ 50 分钟，故选择含肾上腺素的局麻药，才能达到稳定而可靠的牙髓麻醉效果。而对于患有较严重心脏病、高血压的患者，选择含肾上腺素的局麻药是有极大风险的。对于甲状腺功能障碍、糖尿病、亚硫酸氢盐过敏的患者，也应选择不含肾上腺素的局麻药。

第四节
口腔局部麻醉药的无菌生产流程

一、口腔局部麻醉药卡局瓶的组成

　　口腔局部麻醉药（口腔局麻药）和其他成分被组装在小小的圆筒状玻璃瓶内，称为卡局瓶（cartridge），内装 1.8mL 的局麻药溶液。卡局瓶由四部分组成：圆筒状玻璃瓶、尾部的高分子推进活塞、顶端的银色铝帽和隔膜（图 3-4-1）。其中的高分子推进活塞位于卡局瓶的底部，注射器抽吸针栓的叉针（带刺端）可以嵌入硅橡胶的推进活塞中，当推动局麻药溶液或抽吸回血时，活塞很容易沿着玻璃瓶的管壁滑动。

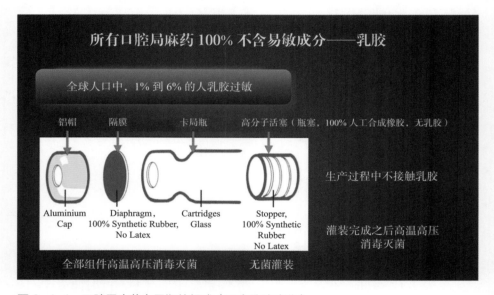

图 3-4-1　口腔局麻药卡局瓶的组成（不含乳胶成分）
（图片：由作者提供）

　　在全球人口中，1%～6% 的人对乳胶过敏，所以现在生产商开始使用无橡胶的牙科针剂制造生产线，安装在口腔局麻药卡局瓶底部的推进活塞100% 由人工合成橡胶制作，不含乳胶成分，推进活塞经硅处理后减少了对石蜡和甘油的使用。

二、卡局瓶内口腔局部麻醉药的药物成分

卡局瓶内口腔局部麻醉药（口腔局麻药）注射液的成分，主要是发挥神经阻滞作用的酰胺类口腔局麻药，还包括血管收缩药肾上腺素、抗氧化剂亚硫酸盐、等渗氯化钠溶液和无菌用水。

口腔局麻药可以阻断神经冲动的传导，使其信号不能到达大脑。局麻药的性质稳定，能够高压消毒、加热、煮沸而不被破坏。在口腔局麻药液中加入血管收缩药肾上腺素，可以减少麻药用量、降低毒性反应，从而增加局麻药的安全性、延长麻醉时间、增加麻醉深度，但是为了防止肾上腺素被氧化，在卡局瓶中加入抗氧化剂亚硫酸盐（亚硫酸氢钠）——许多食品的添加剂，也能够延长局麻药的储存时间，但是亚硫酸盐能引起过敏反应，可导致气喘，因此，有过敏史的人群常建议选择不含肾上腺素的局麻药，如3%甲哌卡因。口腔局麻药液中加入等渗溶液氯化钠，可以使局麻药溶液与身体组织等张。无菌用水作为稀释剂用于卡局瓶中，可以增加局麻药溶液的容量（表3-4-1）。

表3-4-1　口腔局麻药卡局瓶内的药物成分

口腔局麻药成分	功能	过敏可能性	不含肾上腺素	含肾上腺素
口腔局麻药	神经传导阻断	酰胺类罕见	有	有
肾上腺素（血管收缩药）	收缩血管作用 减少毒性反应 延长麻醉时间	无过敏可能	—	有
亚硫酸氢钠	抗氧化剂	有可能过敏	—	有
对羟基苯甲酸甲酯	抑菌剂，延长储存	有可能过敏	—	有
氯化钠	等渗溶液	无过敏可能	有	有
无菌用水	稀释剂增加容量	无过敏反应	有	有

注：在一次性使用的口腔局麻药卡局瓶中不再含有对羟基苯甲酸甲酯，但是其仍被用在多次使用的大剂量注射用药瓶中。

三、口腔局部麻醉药生产的金标准

口腔局部麻醉药（口腔局麻药）的生产具有强大的质量、监管、法规、产品安全和临床实验等体系的保障，FDA 认证标准。每年生产 1.95 亿支局麻药，已经应用于 150 多个国家和地区。

口腔局麻药卡局瓶的全部组件均要高温高压消毒灭菌，无菌灌装、终端灭菌，达到最高的质量保障。

（1）首先准备好局麻药溶液，计算机数控精准添加混合物；

（2）准备卡局瓶：卡局瓶自动化清洗—活塞硅化—灭菌，装配卡局瓶和活塞；

（3）溶液过滤（过滤单位：0.02 微米）、无菌灌装后密封卡局瓶；

（4）终端灭菌（超高温湿热灭菌法：122℃、15 分钟＝对微生物致命）（图 3-4-2，图 3-4-3）。

在临床使用前，无须将口腔局麻药的卡局瓶再次进行高压蒸汽灭菌，这会导致卡局瓶内的肾上腺素降解，降低局麻药的 pH，降低局麻药的纯度，导致药效减弱。另外，也不要将卡局瓶浸泡在乙醇或其他消毒液中，因为这些液体会通过半透膜渗入到卡局瓶内，使之受到污染，注射后可引起患者刺

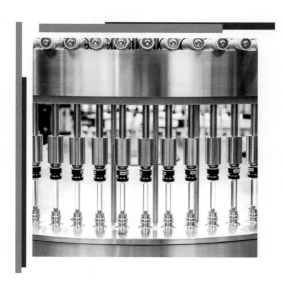

图 3-4-2　口腔局麻药的无菌生产流程

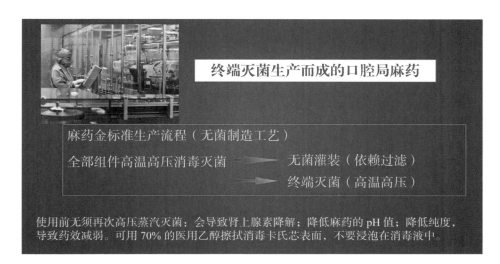

终端灭菌生产而成的口腔局麻药

麻药金标准生产流程（无菌制造工艺）

全部组件高温高压消毒灭菌 ➡ 无菌灌装（依赖过滤）
➡ 终端灭菌（高温高压）

使用前无须再次高压蒸汽灭菌；会导致肾上腺素降解；降低麻药的 pH 值；降低纯度，导致药效减弱。可用 70% 的医用乙醇擦拭消毒卡氏芯表面，不要浸泡在消毒液中。

图 3-4-3　终端灭菌
（图片：由作者提供）

激烧灼感。因此，平时应将卡局瓶保存在室温下（22℃左右）其原有的包装盒内即可，避免阳光直晒，因为强烈的日光会加速一些局麻药成分的分解。医生在注射前不需要加温，只需将卡局瓶直接安装在注射器上使用，或用 75% 医用酒精棉擦拭卡局瓶的隔膜表面后直接使用（图 3-4-4）。

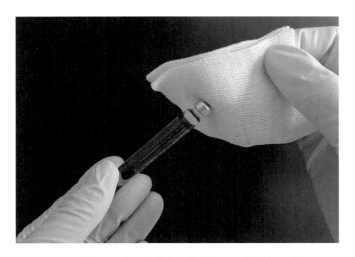

图 3-4-4　使用口腔局麻药卡局瓶前用乙醇擦拭隔膜表面
（图片：由作者拍摄）

参考文献

1. STANLEY F M. Handbook of local anesthesia. 刘克英. 5 版. 北京：人民卫生出版社，2007.

2. KATHY B B, ARTHUR C D, DOREEN K. 口腔局部麻醉学. 朱也森，姜虹. 北京：人民军医出版社，2011.

3. 邱蔚六. 口腔颌面外科学. 6 版. 北京：人民卫生出版社，2008.

4. TETZLAFF J E. Clinical pharmacology of local anesthetics. Woburn, MA: Butterworth-Heinemann, 2000.

5. JESTAK J T, YAGIELA J A, DONALDSON D. Local anesthesia of oral cavity. Philadelphia: Saunders, 1995.

6. CHIN K L, YAGIELA J A, QUINN C L, et al. Serum mepivacaine concentration after intraoral injection in young children. J Calif Dent Assoc, 2003, 31: 757-764.

7. MALAMED S F, GAGNON S, LEBLANCE D. Efficacy of articaine: a new amide local anesthetic. Journal of the American Dental Association, 2000, 131: 635-642.

8. MALAMED S F, GAGNON F, LEBLANCE D. Articaine hydrochloride: a study of the safety of a new amide local anesthetic. J Am Dent Assoc, 2001, 132: 177-185.

9. OERTEL R, RAHN R, KIRCH W. Clinical pharmacokinetics of articaine. Clinical Pharmacokinetics, 1997, 33: 417-425.

10. HASS D, PYNN B, SANDS T. Drug use for the pregnant or lactating patient. Gen Dent, 2000, 48: 54-60.

11. LITTLE J, FALACE D A, MILLER C S, et al. Dental management of the medically compromised patient. 7th ed. St Louis: Mosby Elsevier, 2008.

12. STANLEY F M. Medical emergencies in the dental office. 北京：人民卫生出版社，2010.

13. SHOJAEI A, HASS D. Local anesthetic cartridges and latex allergy. A literature review. J Can Dent Assoc, 2002, 68: 622-626.

14. SMOLINSKE S C. Review of parenteral sulfite reactions. J Toxicol Clinical Toxicol, 1992, 30: 597-606.

口腔局部麻醉的方法

口腔局部麻醉的正确注射技术是所有牙科医生应该学习和掌握的基本技能，因为在牙科不同的专业治疗中，都存在疼痛控制和局部麻醉的需求。从口腔颌面外科手术到牙槽外科拔牙，从牙体牙髓病的治疗到根尖周病的治疗，从牙周病的治疗到儿童口腔疾病的治疗，从修复科的活髓牙体预备到正畸科的支抗钉植入手术，都需要进行正确有效的局部麻醉镇痛，才能使手术顺利进行。注射局部麻醉药的过程不仅会引起病人的紧张和疼痛，还会诱发医疗急诊突发情况的发生，所以牙科医生必须熟悉口腔颌面部的解剖，掌握三叉神经的走行和分布，以及注射进针的标志部位，掌握无痛、无损伤的局部麻醉注射技术。

第一节

口腔局部麻醉的给药途径

口腔局部麻醉主要有两种给药途径，分别是表面麻醉和黏膜下注射。因为黏膜有利于局麻药的渗透，可以达到很好的效果，所以表面麻醉剂多用于口腔黏膜而不适用于皮肤。而黏膜下注射局麻药比表面麻醉起效更快、作用更持久，因为注射局麻药能够更快接触到神经末梢，所以可以立即阻断疼痛信号的产生和传导。

一、表面麻醉

患者对注射针有与生俱来的恐惧，在进行口腔局部麻醉注射之前，无论是否真正应用了表面麻醉剂，只要患者认为使用了表面麻醉剂，他们就会感觉进针时疼痛减轻。因此，表面麻醉可能有双重作用，一方面是临床上药物的有效性；另一方面是患者对表面麻醉剂作用的心理感受，一定程度上缓解了进针时的疼痛。然而，没有一种表面麻醉药物能对牙髓麻醉起效。

表面麻醉剂（superficial anesthesia）具有穿透皮肤或黏膜阻滞表浅神经末梢传递疼痛信号的作用，所以在注射穿刺部位进针前，可将表面麻醉剂涂布于局部皮肤或黏膜上，待其超强的渗透作用使局部麻醉后，能够达到表面止痛的效果。皮肤或黏膜表面麻醉起效后，可以进行口腔局部的浸润麻醉或阻滞麻醉注射，以达到无痛的穿刺进针。在表面麻醉下，也可进行黏膜下脓肿切开或松动乳牙的拔除。

　　表面麻醉剂一般选用 2% 盐酸利多卡因或 0.25% ~ 0.5% 的丁卡因。此外，也可用 1% 盐酸达克罗宁（dyclonine）或 6% ~ 20% 的苯佐卡因（benzocaine）行表面麻醉，但作用均不及丁卡因效果明显。常用剂型包括：液态、凝胶、乳霜、油膏、喷雾剂等。使用方法中最常选用的是棉球涂擦，其次有喷雾、贴膜、空气注射装置、牙龈下镇痛钝头装置（表 4-1-1）。将药物涂布或喷射于手术区表面，可麻醉表浅的末梢神经，因其穿透力强，易溶于水，麻醉止痛效果好。

表 4-1-1　常用的表面麻醉剂，哺乳期妈妈需谨慎使用

药物	类别	有效浓度	起效时间	持续时间	最大剂量	FDA 孕期
利多卡因	酰胺类	2% ~ 5%	1 ~ 2 分钟	15 分钟	200 ~ 300mg	B
丁卡因	酯类	0.25% ~ 0.5%	20 分钟	20 ~ 60 分钟	20mg	C
达克罗宁	酮类	1%	10 分钟	30 分钟	200mg	C
苯佐卡因	酯类	6% ~ 20%	0.5 ~ 2 分钟	5 ~ 15 分钟	尚不清楚	C

　　临床上普遍应用 2% 盐酸利多卡因复方制剂，剂型为凝胶或液体，涂抹或喷洒于黏膜表面，1 ~ 2 分钟起效，可持续 15 分钟；盐酸丁卡因作为酯类表面麻醉剂，起效时间偏慢，需要 20 分钟，但其作用时间长，可达 20 ~ 60分钟，但因其毒性较大，孕妇及哺乳期母亲慎用；儿童应注意用量。

二、冷冻麻醉

　　冷冻麻醉（frozen anesthesia）是应用药物冷却剂使局部组织感觉和痛觉消失，达到暂时性麻醉的效果。目前临床上常用的冷却剂是氯乙烷（ethyl chloride），将氯乙烷放置于局部皮肤或黏膜，使之迅速散热，温度骤然降低，感觉和痛觉消失，从而达到局部暂时性麻醉的效果，可持续时间约 3 ~ 5 分

钟，需快速进行黏膜下或皮下表浅脓肿的切开，以及儿童松动乳牙的拔除。

但是，氯乙烷对黏膜刺激性大，使用前应在麻醉区周围的皮肤、黏膜涂布凡士林加以保护。对于儿童患者，也可使用冰块预冷软组织，以减轻局麻药注射时的疼痛。儿童在牙科治疗中也可用喷射注射器（injex pharma），表面麻醉效果很好。儿童患者还可以用表面揉擦、分散注意力的方法来有效缓解疼痛。

三、注射麻醉

注射麻醉是口腔科临床工作中最常使用的麻醉方法，分为浸润注射麻醉和神经阻滞麻醉。浸润注射麻醉是将局麻药液注入组织内，麻醉神经末梢，阻断其传导痛觉到达中枢神经的能力，常用的浸润麻醉方法包括骨膜上浸润麻醉、牙周膜注射麻醉、间隔内注射麻醉、骨内注射麻醉、牙髓腔内注射麻醉。神经阻滞麻醉是将局麻药液注射到神经干或其主要分支附近，阻断神经末梢传导痛觉刺激到达中枢神经，从而使被阻滞的神经分布区域获得麻醉效果。口腔颌面部多为麻醉三叉神经及其分支（图 4-1-1）。

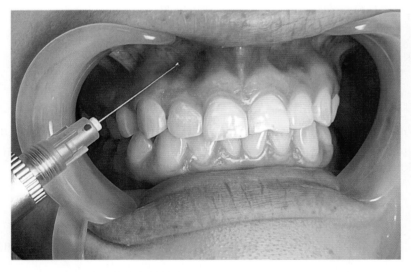

图 4-1-1 口腔局麻药注射麻醉
（图片：由作者拍摄）

上颌麻醉注射技术

在上颌麻醉（maxillary anesthesia）的注射技术中，临床医生常常选择上颌局部浸润麻醉（骨膜上麻醉）的方法，因为上颌骨的骨质具有薄而多孔的特点，上颌牙的根部由低密度骨覆盖，局部麻醉药较容易渗透到治疗牙根尖部位的神经组织，所以上颌局部浸润麻醉可以达到95%以上的成功率。如果上颌局部浸润麻醉再配合使用上牙槽后神经、上牙槽中神经、上牙槽前神经和腭侧神经的阻滞麻醉，几乎可以完全控制患者在牙科治疗中上颌一侧的疼痛。

一、上颌神经的分支及分布

上颌神经是三叉神经的第二个分支，又称上颌支。上颌神经起源于三叉神经节的中部，是单纯的感觉神经，出颅骨的圆孔后水平向前走行，向四个区域发出分支，分别是：颅内分支、翼腭凹内分支、眶下管内分支、面部分支。上颌神经分布于上颌的牙齿和牙周组织，面中部、下眼睑、鼻侧和上唇的皮肤，以及硬腭、软腭、上颌窦、鼻咽部和扁桃体的黏膜，是支配这些区域的感觉神经（表 4-2-1）。

表 4-2-1　上颌神经的四个区域分支与分布

上颌神经	分支	分布
颅内的分支	中脑膜神经	硬脑膜感觉神经分布
翼腭凹内的分支	A. 颧神经：分为颧颞支、颧面支	前额侧方皮肤、颊隆突皮肤感觉
	B. 蝶腭神经：包含眶支、鼻支 鼻腭神经：腭支 腭大神经（腭前神经） 腭小神经（腭中、腭后神经） 咽支	眶部骨膜、鼻甲和鼻中隔黏膜 分布上颌前部区域的腭侧黏膜 分布硬腭黏膜，达第一前磨牙 分布于软腭黏膜、部分扁桃体 分布于鼻咽部的黏膜
	C. 上牙槽后神经（PSA）分为两支：	一支分布于上颌磨牙区牙槽骨、牙周膜、牙龈、牙髓、邻近面部； 另一支分布于上颌窦黏膜

上颌神经	分支	分布
眶下管内的分支	A. 上牙槽中神经（MSA） B. 上牙槽前神经（ASA）	分布于上颌第一和第二前磨牙、第一磨牙近中颊根的牙髓，牙周组织，颊侧软组织、骨组织 分布于中切牙、侧切牙、尖牙的牙髓，牙周组织，颊侧黏骨膜
面部的分支	A. 下睑支 B. 鼻外侧支 C. 上唇支	提供下眼睑的感觉神经分布 鼻外侧面部皮肤的感觉 上唇皮肤和黏膜的感觉

　　其中的分支鼻腭神经、腭大神经、腭小神经、上牙槽后神经、上牙槽中神经、上牙槽前神经在牙科疼痛控制方面具有重要意义。这些较大神经的终末支形成神经网，即牙神经丛，有三种存在形式：牙神经、牙间神经、牙根间神经，支配着上颌每颗牙的牙根、牙槽骨、牙周组织（图4-2-1）。牙神经

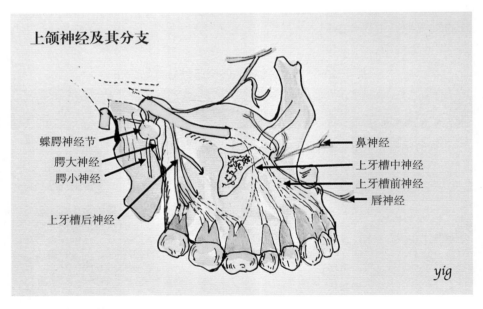

图4-2-1　上颌神经及其分支
（图片：由作者绘画）

通过根尖孔进入髓腔，分成许多细小分支；牙间神经和牙根间神经穿行于牙根间隔或牙槽间隔，通过牙槽骨分布于邻近牙根的牙周膜（图 4-2-2）。

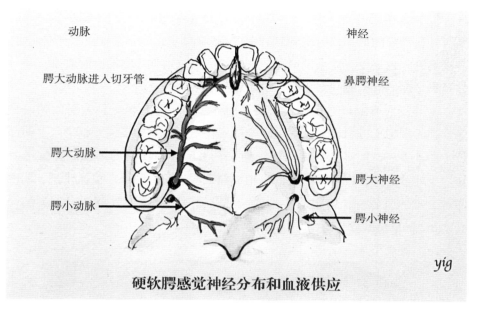

图 4-2-2　硬软腭的感觉神经分布和血液供应
（图片：由作者绘画）

二、上颌神经麻醉的主要方式

　　口腔局部麻醉注射技术主要分为三类：局部浸润麻醉、局部范围阻滞麻醉、神经阻滞麻醉。牙科治疗中的注射方法取决于手术部位的范围，小而局限性的治疗选用局部浸润麻醉，2~3 颗牙齿范围的治疗选择局部范围阻滞麻醉，1/4 象限的牙齿治疗多选用神经阻滞麻醉。还有一些口腔局部麻醉的辅助注射技术，包括：浸润麻醉（骨膜上注射）、牙周膜（韧带内）注射、间板内（间隔内）注射、牙髓内注射、骨内注射等。

三、上颌局部浸润麻醉（骨膜上注射）

　　局部浸润麻醉（infiltration anesthesia）是上颌牙齿或下颌前牙治疗中最常选用的局部麻醉技术，又称为骨膜上注射。通常将局麻药注射到治疗区域的软组织内并积蓄，局麻药通过骨密质和牙周膜逐渐渗透，麻醉神经末梢而起效，使之失去感觉和传导疼痛的能力，麻醉起效慢，但持续时间长。上颌牙槽突骨质比较菲薄，并且疏松多孔，局麻药液容易渗透进入颌骨，麻醉牙神经丛。在牙科治疗中，一般多用于上颌 1~2 颗牙齿的牙髓麻醉，或需要行外科治疗的局部软组织麻醉。通过 Scott 和 Pabst 的大量临床研究证明，在浸润麻醉效果没有完全消退前，重复给药可以增强牙髓的麻醉效果，并明显延长牙髓的麻醉时间。

局部浸润麻醉可选用短针头，注射器平行于牙长轴，针尖斜面朝向骨面，在牙根尖上方斜行刺入颊黏膜皱襞处，直至达到牙根尖或根尖以上的部位（图 4-2-3），回吸无血并缓慢注射麻药 0.6~0.9mL。局部浸润麻醉主要作用于牙神经丛，以麻醉其大的末梢神经束所支配的区域，包括牙髓、牙根间区、颊侧骨膜、结缔组织和黏膜。可以通过小冰棒或牙髓活力电测试仪（electric pulp test，EPT）来测试牙髓是否麻木。

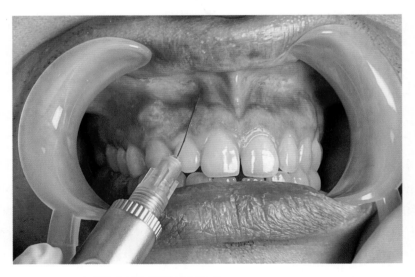

图 4-2-3　上颌局部浸润麻醉注射技术
（图片：由作者拍摄）

四、上牙槽后神经阻滞麻醉

上牙槽后神经（posterior superior alveolar nerve，PSA）是上颌神经的主

干分支，其向下穿过翼腭凹又分出两支，一支分布于上颌磨牙区的牙槽骨、牙周膜、牙龈、牙髓，以及邻近面部；另一支分布于上颌窦黏膜。将局麻药注射于神经主干或神经分支周围，阻断神经末梢传入的疼痛刺激，使该神经分布区域产生麻醉效果，达到阻滞麻醉的目的（图 4-2-4A）。

　　上牙槽后神经阻滞麻醉（posterior superior alveolar nerve block），又称为上颌结节阻滞麻醉。麻醉上牙槽后神经，是牙科治疗中牙髓麻醉的最常用方法，主要麻醉上颌第一、第二和第三磨牙。使用 25 号短针头从上颌第二磨牙远中、上方的颊黏膜皱褶处刺入，向上、向后、向内进针，在上颌结节的后内侧回吸无血，缓慢注射麻药 0.9～1.8ml，可麻醉上颌第三、第二磨牙和第一磨牙的远中颊根的牙髓，以及这些牙颊侧的牙周组织和骨组织，而上颌第一磨牙近中颊根的大多数（72%）由上牙槽中神经支配，所以在治疗上颌第一磨牙近中颊根时，可以补充局部浸润麻醉（图 4-2-4B）。

　　以下几点值得注意：①穿刺进针过深将导致翼静脉丛血肿，会使患者感到不适和恐慌，一般需要 10～14 天方可吸收恢复；注射麻药前必须回抽，确认无血回流才能继续注射。②当麻醉上颌磨牙时，患者主诉有不同程度的下唇及舌的麻木，可能由于下牙槽神经位于上牙槽后神经的外侧，注入局麻药时影响了下牙槽神经。③阻滞注射相对较深，应该严格按照无菌操作原则进行，避免局部感染（图 4-2-4C）。

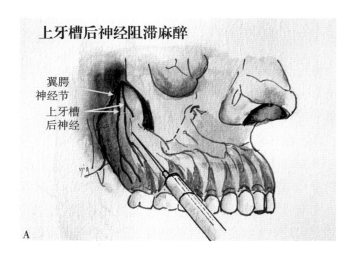

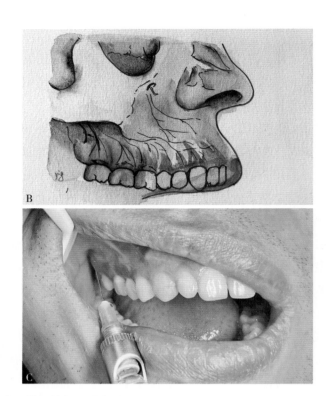

图4-2-4　上牙槽后神经阻滞麻醉
A. 上牙槽后神经解剖注射标志　B. 上牙槽后神经的分布区域　C. 上牙槽后神经阻滞麻醉，在第二磨牙远中上方颊黏膜皱褶处向上、向后、向内进针
（图片：由作者绘画和拍摄）

五、上牙槽中神经阻滞麻醉

　　上牙槽中神经（middle superior alveolar nerve，MSA）是来自于眶下管内的主要神经干的分支，与上牙槽后神经和上牙槽前神经共同组成上牙槽神经丛。上牙槽中神经（MSA）提供感觉神经，分布在上颌第一和第二前磨牙、上颌第一磨牙近中颊根的牙髓，以及这些牙颊侧的牙周组织、颊侧软组织和骨组织（图4-2-5A、B）。

　　上牙槽中神经阻滞麻醉适用于上颌第一、第二前磨牙及第一磨牙近中颊根的治疗，可以麻醉这些牙颊侧的牙周组织和骨组织。使用25号短针头，在上颌第二前磨牙上方的颊黏膜皱褶处进针，回吸无血，缓慢注射麻药0.9～1.2mL（图4-2-5C）。

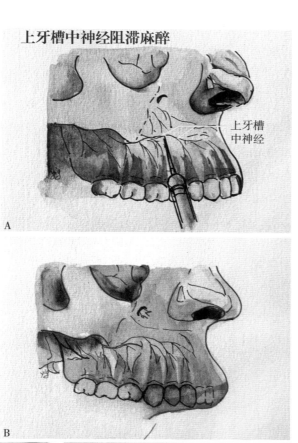

上牙槽中神经阻滞麻醉

上牙槽
中神经

A

B

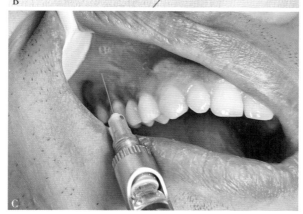

C

图4-2-5　上牙槽中神经阻滞麻醉

A. 上牙槽中神经解剖注射标志　B. 上牙槽中神经的分布区域　C. 上牙槽中神经阻滞麻醉，在上颌第二前磨牙上方黏膜皱褶处进针

（图片：由作者绘画和拍摄）

六、上牙槽前神经阻滞麻醉

上牙槽前神经（anterior superior alveolar nerve，ASA）在出眶下孔之前由眶下神经发出，可提供上颌同侧中切牙、侧切牙、尖牙和前磨牙的牙髓、牙周组织，以及颊侧牙槽骨和黏膜的麻醉。ASA又称为眶下神经阻滞麻醉，眶下神经阻滞还可麻醉下眼睑、鼻外侧及上唇的软组织。眶下神经阻滞麻醉经常被上颌前牙区的局部浸润麻醉、牙周膜麻醉或上颌神经阻滞麻醉所取代。

上牙槽前神经阻滞麻醉适用于上颌中切牙、侧切牙、尖牙和前磨牙的治疗，可以麻醉这些牙颊侧的牙周组织和骨组织。使用25号短针头，在上颌第一前磨牙上方的颊黏膜皱褶处进针，回吸无血，缓慢注射麻药0.9~1.2mL（图4-2-6）。

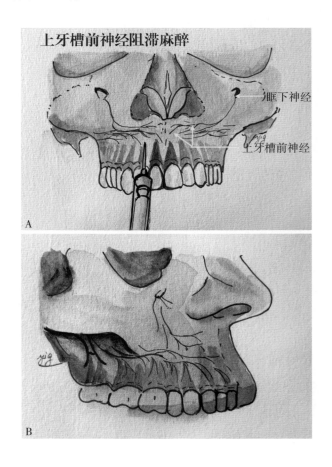

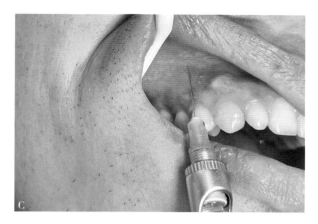

图 4-2-6　上牙槽前神经阻滞麻醉
A. 上牙槽前神经解剖注射标志　B. 上牙槽前神经的分布区域　C. 上牙槽前神经阻滞麻醉，在上颌第一前磨牙上方黏膜皱褶处进针
（图片：由作者绘画和拍摄）

七、腭前神经阻滞麻醉

　　腭前神经阻滞麻醉（anterior palatine nerve block），又称为腭大神经阻滞麻醉，麻醉腭前神经，能够提供上颌同侧硬腭的后部和所覆盖软组织的麻醉，范围从最后一颗磨牙一直到第一前磨牙腭侧的黏骨膜、牙龈及牙槽突等，使用短针头在腭大孔略前方的软组织进针，注射麻药 0.3 ~ 0.5mL。腭大孔多位于上颌第二磨牙远中（图 4-2-7）。

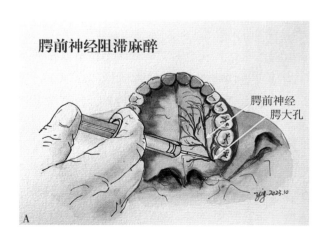

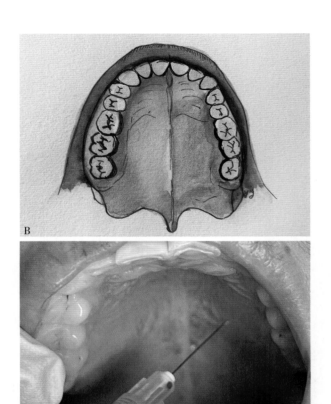

图 4-2-7 腭前神经阻滞麻醉
A. 腭前神经解剖注射标志　B. 腭前神经的分布区域　C. 腭前神经阻滞麻醉，腭大孔多位
于上颌第二磨牙远中
（图片：由作者绘画和拍摄）

由于腭部软组织致密并紧密地附着在骨面上，所以腭部麻醉注射时疼痛明显。局麻药注射速度过快将产生很高的组织压力，可撕裂腭部的软组织，产生剧烈疼痛，故缓慢注射显得尤为重要。另外，使用含血管收缩剂的局麻药时，若浓度过高、注射速度过快，将导致腭部软组织缺血或坏死。

八、鼻腭神经阻滞麻醉

鼻腭神经阻滞麻醉（nasopalatine nerve block），又称为切牙神经阻滞或蝶腭神经阻滞麻醉，主要是麻醉鼻腭神经，控制上颌硬腭前部软组织和硬组织的疼痛，腭前部麻木的范围从右侧第一前磨牙近中到左侧第一前磨牙近中连线的前方，使用 27 号短针头在切牙孔外侧的腭部黏膜软组织进针。切牙孔多位于切牙乳头的下方（图 4-2-8）。

上颌中切牙腭侧的切牙乳头非常敏感，此处软组织致密，紧密附着在骨上，穿刺进针时不要直接刺入切牙乳头，否则病人会感到不适和疼痛。注意要以 45° 朝向切牙乳头的腭部软组织穿刺进针，深度不要超过 5mm，进针的同时注入少量麻药，缓慢注射麻药 1/4 卡局瓶（0.45mL）即可，过高的组织压力会使切牙乳头局部缺血，产生剧烈疼痛。

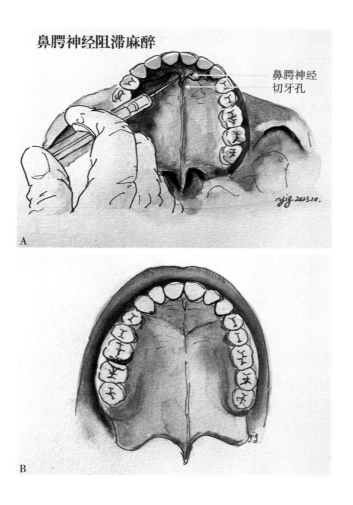

鼻腭神经阻滞麻醉

鼻腭神经
切牙孔

A

B

第四章

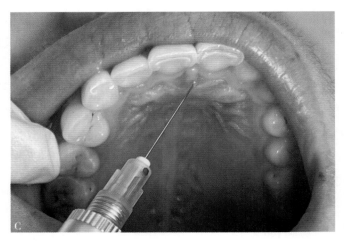

图 4-2-8　鼻腭神经阻滞麻醉
A. 鼻腭神经解剖注射标志　B. 鼻腭神经的分布区域　C. 鼻腭神经阻滞麻醉，切牙孔多位于切牙乳头的下方
（图片：由作者绘画和拍摄）

九、腭部神经的浸润麻醉

　　腭部浸润麻醉的神经主要是腭大神经和鼻腭神经的终末支，当需要腭侧局部外科手术或 1~2 颗牙的手术治疗时，腭侧注射局部浸润麻醉也是很好的选择，可以替代腭大神经和鼻腭神经的阻滞麻醉，以减少病人的不适和恐惧。使用短针头在距离游离龈边缘 5~10mm 的附着龈处进针，注射麻药 0.2~0.3mL，使局部软组织麻木（图 4-2-9）。

　　腭侧软组织致密，紧密附着在骨上。注意：局麻药中过高浓度的血管收缩药可能导致局部组织缺血坏死。

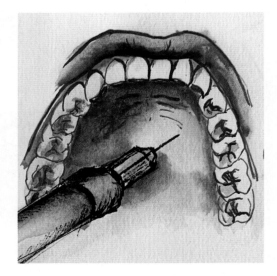

图 4-2-9　腭部神经浸润麻醉注射技术
（图片：由作者绘画）

十、上颌神经阻滞麻醉

上颌神经阻滞麻醉又称为上颌神经第二支阻滞，麻醉三叉神经的上颌部分，可以阻滞口腔内上颌 1/4 牙列的神经传导，麻醉上颌一侧牙列的牙髓组织、牙周组织及一侧硬腭的骨组织和软组织，麻醉一侧下眼睑和鼻侧、面颊和上唇的皮肤，完成上颌一侧区域大范围的口腔外科手术的疼痛控制，以及牙髓、牙周、牙体修复手术的疼痛控制。比起前牙和第一前磨牙，磨牙的牙髓麻醉效果更好。注射方法分为两种：①结节上入路（也称为上颌结节高位注射法），用长针头在上颌后部进针，沿上颌结节后方缓慢滑动约 30mm 到达翼腭窝，回吸无血，注入 1.8mL 麻药，麻醉在翼腭凹内走行的上颌神经；②翼腭管入路（也称为腭大孔注射法），用长针头直接经腭大孔进入翼腭管，大约 30mm 到达翼腭窝，回吸无血，注入 1.8mL 麻药，麻醉在内走行的上颌神经（图 4-2-10）。

上颌神经阻滞麻醉的并发症：①结节上入路容易刺破上颌动脉，可快速形成血肿。②翼腭管入路，进针过深容易刺到眼窝，将局麻药注入眼窝可导致眶周肿胀和眼突出、复视、角膜和眼肌麻醉、暂时性失明、球后出血；翼腭管内进针也有可能刺破鼻腔。

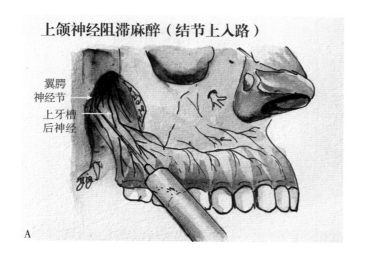

上颌神经阻滞麻醉（结节上入路）

翼腭
神经节

上牙槽
后神经

A

第
四
章

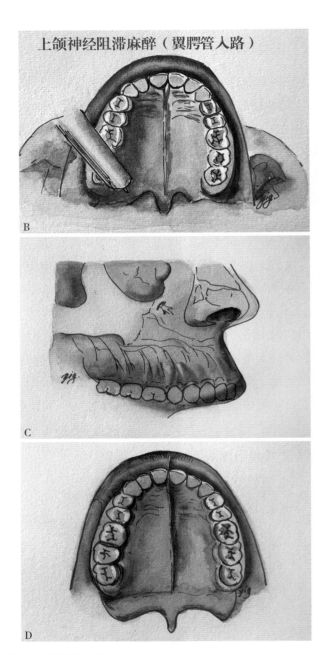

图 4-2-10　上颌神经阻滞麻醉

A. 上颌神经阻滞麻醉（结节上入路）　B. 上颌神经阻滞麻醉（翼腭管入路）　C. 上颌神经的分布区域（颊侧观）　D. 上颌神经的分布区域（腭侧观）

（图片：由作者绘画）

下颌麻醉注射技术

在下颌麻醉（mandibular anesthesia）中，为了获得一侧下颌骨部分牙齿或全部牙齿的麻醉，牙科医生经常选择下牙槽神经阻滞麻醉（inferior alveolar nerve block，IANB），但是麻醉效果不尽如人意，成功率只能达到 80%～85%。所以经常会配合使用颊神经、舌神经、颏神经的阻滞麻醉，或者直接选用下颌神经阻滞麻醉。此时，即便患者嘴唇和舌尖已经麻木，但是牙髓麻醉并不理想，由于下颌骨坚厚、颊侧牙槽骨板的骨密度高，局部浸润麻醉时药液也很难渗透到牙根尖部的神经组织，故下颌麻醉也可以用到一些补充麻醉技术，如牙周膜注射麻醉、骨内注射麻醉、间隔内注射麻醉。如果需要获得下颌牙齿理想的牙髓麻醉效果，能够无痛进行牙髓治疗，还需要进行牙髓腔内的注射麻醉。

一、下颌神经的分支及分布

下颌神经是三叉神经中最大的分支，是一支感觉根和运动根混合的神经。感觉根较大，起源于三叉神经节的下端；运动根较小，源自位于脑桥和延髓髓鞘的运动细胞。两条神经根分别从卵圆孔出颅，感觉根位于运动根的远中，在出颅处合并成第三支主干，主干行走 2～3mm 后（在其间发出小的分支），又立即分成较小的运动根（前支）和较大的感觉根（后支）（图 4-3-1，表 4-3-1）。

下颌神经在走行过程中又发出一些分支。

第三支主干在未分开（前、后干）之前，发出 2 个小的分支，棘神经和翼内肌神经。前者分布到硬脑膜和乳突小房；后者支配翼内肌的运动，翼内肌神经又发出运动分支，支配腭帆张肌和鼓膜张肌。

前干的分支：包含运动神经和感觉神经。运动神经纤维主要分布于咀嚼肌（咬肌、颞肌、翼外肌）。感觉神经纤维（颊神经）分布于下颌磨牙的颊侧牙龈及颊侧黏膜。

后干的分支：后干以感觉神经为主，还有少部分运动神经。感觉神经纤维主要分布于皮肤（颞部、耳部及外耳道、颊部、颏部及下唇）；黏膜（颊侧、舌前 2/3 感觉和味觉、口底黏膜和下颌舌侧牙龈）；下颌的牙齿和牙周组织；下颌骨；颞下颌关节；腮腺。运动神经分布于下颌舌骨肌和二腹肌的前腹。

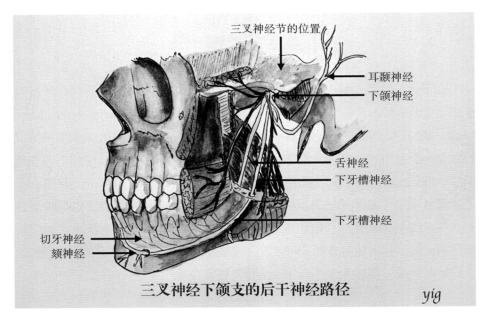

图 4-3-1　三叉神经下颌支的后干神经路径
（图片：由作者绘画）

表 4-3-1　下颌神经的分支与神经分布

下颌神经	分支	分布
未分开部分神经的分支	A. 棘神经（脑膜支） B. 翼内肌神经	分布到：硬脑膜、乳突小房 分布到：翼内肌、腭帆张肌、鼓膜张肌
分开后神经的分支	A. 前干（运动和感觉纤维） 　咬肌神经 　颞深神经 　翼外肌神经 　颊神经（又称颊长神经） 　（感觉纤维） B. 后干（主要是感觉神经） 　耳颞神经 　舌神经 　下颌舌骨神经 　下牙槽神经（最大分支） 　切牙神经（切牙支） 　颏神经	 分布到：咬肌 分布到：颞肌 分布到：翼外肌 分布到：下颌磨牙的颊侧牙龈及颊侧 黏膜 分布到：颞部、耳部、外耳道 分布到：舌前 2/3 全部的感觉和味觉，口底黏膜和下颌舌侧牙龈 分布到：下颌舌骨肌、二腹肌前腹 分布到：下颌磨牙的感觉、 颊侧牙周组织的感觉 分布到：下颌切牙、尖牙、第一前磨牙的牙髓组织 分布到：颏部皮肤及下唇皮肤和黏膜

二、下牙槽神经阻滞麻醉

下牙槽神经阻滞麻醉（inferior alveolar nerve block，IANB）通常被称作下颌神经阻滞。因一次注射后麻醉的区域广泛，所以是牙科治疗中最常应用的临床技术。当治疗一侧多颗牙或需要颊侧和舌侧软组织麻醉时，经常选择下牙槽神经阻滞麻醉。下牙槽神经阻滞麻醉可同时麻醉切牙神经和颏神经，麻醉的区域从一侧下颌牙齿至中线、一侧下颌骨体和升支下部、一侧中切牙至第二前磨牙远中的颊侧黏骨膜（颏神经分布）及下唇、舌前 2/3 和口底黏膜（舌神经分布）、舌侧软组织和骨膜。然而，下牙槽神经麻醉不全的发生率占到 15%~20%，所以经常会配合使用一些补充麻醉技术，如补充浸润麻醉（骨膜上麻醉）可以提高麻醉的成功率达到 92%，还可以应用牙髓麻醉（牙周膜注射）、骨内注射麻醉、间隔内注射麻醉，以及下颌神经阻滞麻醉。

下牙槽神经阻滞麻醉可选用 25 号长针头，病人大张口，下牙𬌗平面与地面平行，在翼下颌韧带中点稍外方刺入（即下颌升支内侧黏膜的水平线和垂直线的交叉点），向内进针触及骨面，目标点位于下牙槽神经进入下颌孔之前（即下颌小舌的后方），进针深度平均 20~25mm（约 2/3 或 3/4 针头的长度），回吸无血，缓慢注射麻药 1~1.5mL；缓慢后退针头约 10mm（1/2），回吸无血，注射麻药 0.5mL 可以麻醉舌神经；后退针头拔出前，注射少量麻药麻醉颊神经。下牙槽神经阻滞麻醉成功的指征：患者自觉一侧下唇麻木、一侧舌前麻木，用探针刺激神经分布区域的黏膜或牙龈无痛，提示麻醉完善，但不一定预示着牙髓麻醉成功，有 23% 的患者需要进行补充麻醉（图 4-3-2）。

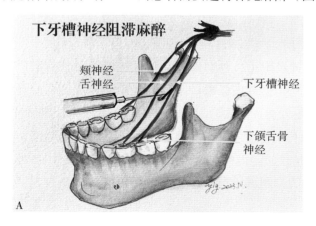

第
四
章

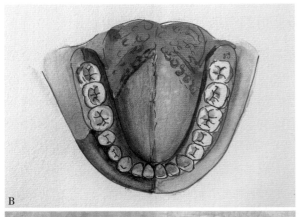

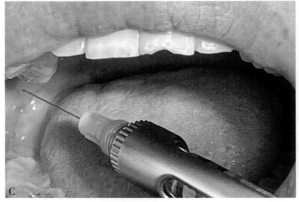

图4-3-2　下牙槽神经阻滞麻醉
A. 下牙槽神经解剖注射标志　B. 下牙槽神经的分布区域
C. 下牙槽神经阻滞麻醉注射
（图片：由作者绘画及拍摄）

　　值得注意的是：①注射针进入过深，但仍未触及骨面，可能是针头进入腮腺，到达面神经附近，注射麻药后使面神经暂时性麻醉，出现下睑不能闭合、上唇下垂，会造成患者的不适和恐慌，一般需要麻药吸收后才能恢复；②注射针触及骨面时用力过大，会引起患者疼痛，注射针尖弯曲而损伤神经；③对于不可逆性牙髓炎的患者进行下牙槽神经阻滞麻醉后，达到开髓或开始根管扩挫时轻度疼痛或无痛的成功率仅为15%～57%，此时可用冷测试或牙髓电活力测试来检验牙髓麻醉是否有效，是否需要进行补充麻醉技术。

三、颊神经阻滞麻醉

颊神经又称为颊长神经，走行于颊侧黏膜下而无骨覆盖，分布于下颌磨牙的颊侧软组织和骨膜。因颊神经属于下颌神经前干的分支，而下牙槽神经属于后干的分支，所以在下牙槽神经阻滞麻醉时颊神经往往不能被麻醉。

颊神经阻滞麻醉选用 25 号长针头，往往在下牙槽神经阻滞后向后退至颊侧黏膜下，回吸无血，缓慢注射局麻药 0.3mL。有时也可用替代的颊神经麻醉方法，包括：颊侧浸润麻醉、下颌神经阻滞麻醉、牙周膜（韧带内）注射、骨内注射、间隔内注射等（图 4-3-3）。

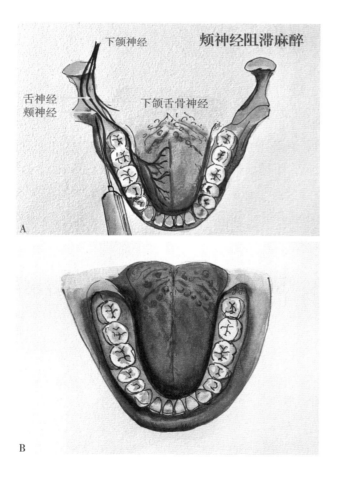

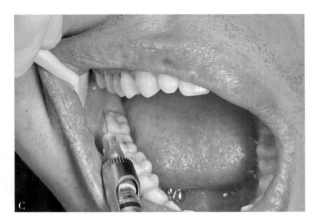

图 4-3-3　颊神经阻滞麻醉

A. 颊神经解剖注射标志　B. 颊神经的分布区域　C. 颊神经阻滞麻醉

（图片：由作者绘画及拍摄）

四、颏神经阻滞麻醉

颏神经阻滞麻醉（mental nerve block）又称为颏孔注射麻醉，颏孔位于第二前磨牙附近，下牙槽神经的终末支自颏孔穿出，即命名为颏神经。颏神经作为感觉神经分布于下颌颊侧软组织、下唇软组织及注射侧的颏部皮肤。颏神经阻滞麻醉多用于下颌前部至颏孔区域的软组织手术，如外伤缝合、软组织活检等（图 4-3-4）。

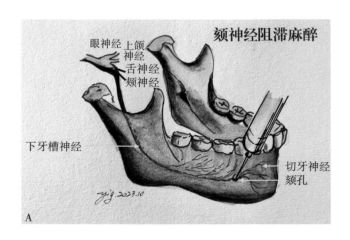

　图解口腔局部麻醉药的安全使用与风险防范

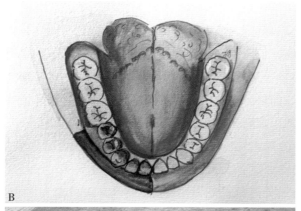

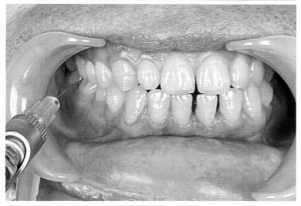

图4-3-4 颏神经阻滞麻醉
A. 颏神经解剖注射标志　B. 颏神经的分布区域　C. 颏神经阻滞麻醉
（图片：由作者绘画及拍摄）

　　颏神经阻滞麻醉选用短针头，在下颌第二前磨牙根尖与颊黏膜皱褶的颏孔处，朝向骨面进针，回吸无血，缓慢注射局麻药 0.5 ~ 1mL。有时也可用替代的颏神经麻醉方法，包括：局部浸润麻醉、下牙槽神经阻滞麻醉、下颌神经阻滞麻醉（图 4-3-4）。

五、切牙神经阻滞麻醉

　　切牙神经也是下牙槽神经的终末支，在颏孔之后行走于切牙管内，分布于一侧下颌的前牙和前磨牙，以及颊侧的软组织和骨膜。所以，无论是进行一侧切牙神经阻滞麻醉（incisive nerve block），还是进行下牙槽神经或下颌神经阻滞麻醉，一侧第二前磨牙至中线在内的尖牙、侧切牙和中切牙的牙髓组织，以及颊侧、下唇和颏部的软硬组织都将被麻醉。如果进行双侧前牙列和前磨牙的牙科治疗，或行颊侧软组织和骨组织的手术，可选择行双侧切牙神经阻滞麻醉。如果舌侧软组织需要麻醉，可行被治疗牙的舌侧局部浸润麻醉，或舌神经的局部麻醉。

切牙神经阻滞麻醉选用 25 号短针头，在下颌第二前磨牙的根方颏孔前的黏膜皱襞处进针，回吸无血，缓慢注射局麻药 0.5～1mL。有时也可用替代的切牙神经麻醉方法，包括：颊侧软组织和中切牙、侧切牙的局部浸润麻醉，下牙槽神经阻滞麻醉，下颌神经阻滞麻醉、牙周膜注射（图 4-3-5）。

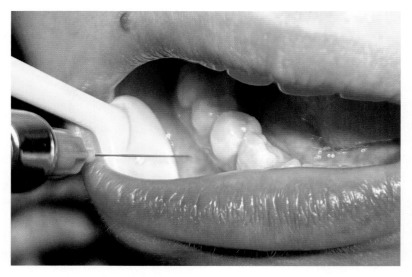

图 4-3-5　切牙神经阻滞麻醉
（图片：由作者拍摄）

六、下颌神经阻滞麻醉

下颌神经是三叉神经的第三个分支，Gow-Gates 注射技术比常规的下牙槽神经阻滞麻醉注射成功率更高，通过 Gow-Gates 注射方法可以使下颌神经所分布的区域全部被麻醉，麻醉的神经包括：下牙槽神经、颊神经、切牙神经、舌神经、下颌舌骨神经、耳颞神经和颊神经。麻醉的区域包括中线以后的下颌牙齿，颊侧黏骨膜和同侧黏膜，舌前 2/3 和口底黏膜，舌侧软组织和骨膜，下颌骨体和升支下部，覆盖颧弓、颊后部和颞区的皮肤。下颌神经阻滞麻醉通常被用于下颌牙齿的复杂治疗，颊部软组织行外科手术治疗。

下颌神经阻滞麻醉可选用 25 号长针头，Gow-Gates 注射进针方向是髁突颈部外侧（翼外肌附着点的下方），口外进针标志点：在耳屏与口角连线下缘（耳屏下切迹）；口内进针标志点：在上颌第二磨牙远中的位置，下颌髁突颈部（图 4-3-6）。缓慢进针，直达髁突颈部的骨面，回吸无血并缓慢注

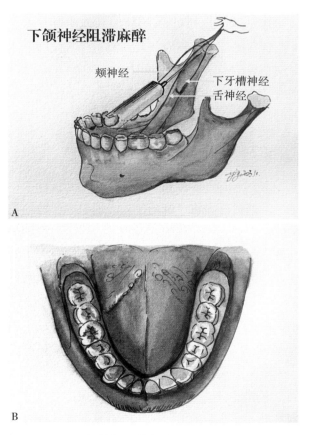

图 4-3-6　下颌神经阻滞麻醉
A. 下颌神经麻醉 Gow-Gates 口内注射标志　B. 下颌神经麻醉 Gow-Gates 口内注射麻醉区域
（图片：由作者绘画）

射麻药 1.8mL。Gow-Gates 下颌神经阻滞麻醉成功的指征：下唇麻木说明下牙槽神经的末端分支颏神经麻醉，舌尖麻木说明舌神经麻醉，最终患者在牙科治疗中无疼痛。

第四节

补充麻醉注射技术

在牙科治疗中经常会用到一些常规的麻醉注射方法，如神经阻滞麻醉、局部浸润麻醉（骨膜上麻醉）。但是，当使用常规注射方法后的麻醉效果不佳时，或遇到一些特殊的牙科治疗时，就需要选择补充麻醉注射技术，如牙周膜注射麻醉、骨内注射麻醉技术、间隔内注射麻醉、牙髓腔内注射麻醉，都能在牙髓治疗中有效地控制疼痛。这些方法也常常作为补充麻醉注射技术，辅助常规麻醉注射方法应用的不足。

一、牙周膜注射麻醉

牙周膜注射麻醉（periodontal ligament injection，PDLI）是局部麻醉的重要辅助手段之一。通过压力将局麻药注入牙周膜内，迫使药物通过疏松的牙槽骨进入根尖周组织，麻醉牙周的软组织、骨组织、根尖和牙髓组织。由于成年人下颌骨密度厚，下牙槽神经阻滞麻醉时往往效果不佳，难以使下颌单颗牙达到牙髓麻醉的效果，多选用牙周膜补充麻醉注射，可获得满意的牙髓镇痛效果（图 4-4-1）。同时，牙周膜注射麻醉也可用于上颌牙齿。牙周膜注射麻醉损伤小，适用于血友病和有出血倾向的患者，并可避免其他麻醉方法带来的深部血肿和严重出血。但是，不要在患者发生牙髓坏死、根尖周炎、牙周脓肿，或蜂窝织炎和囊肿时应用牙周膜麻醉，此时牙周膜麻醉注射会产生强烈疼痛，麻醉效果也差。也有研究者发现，对乳牙进行牙周膜注射麻醉时，可影响其根方发育中的恒牙胚，可能是局麻药本身的细胞毒性成分与恒牙胚成釉基质相结合，导致了牙釉质发育不良。

牙周膜麻醉注射时，经常建议选择"特殊的"牙周膜压力注射器，但是选用常规的局部麻醉注射器也可以获得同样的效果。可以选择短而细的注射

图解口腔局部麻醉药的安全使用与风险防范

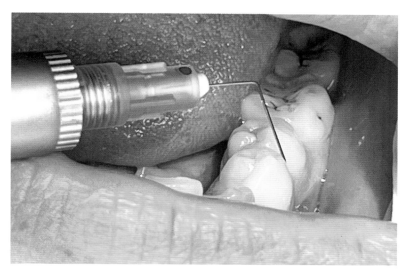

图 4-4-1　牙周膜注射麻醉
（图片：由作者拍摄）

针头，注射针斜面贴向牙根，与牙根长轴成 30°，沿着牙根长轴的近中或远中，牙龈沟的深面，用力并缓慢地将局麻药注入牙周组织中，深约 0.5cm，牙根每个部位分别注射局麻药约 0.2mL，这种方法也便于双侧牙列中单颗牙的治疗。成功的牙周膜注射麻醉可即刻起效，持续时间为 10 ~ 20 分钟，因个体差异大，必要时可在治疗过程中重复进行牙周膜的麻醉注射。牙周膜注射麻醉的并发症是患者感觉注射后疼痛或咬合不适。

二、间隔内注射麻醉

间隔内注射麻醉，又称为间板内注射麻醉，可用于局部牙周骨组织和软组织的手术镇痛和止血，如牙周刮治术、外科翻瓣手术。局部麻醉药可通过髓质骨扩散，与牙周膜注射相同。间隔内注射可麻醉手术局部和邻近组织终末支的神经末梢，包括骨组织、牙龈软组织、牙根组织，不存在唇和舌的麻木（图 4-4-2）。

间隔内注射麻醉，可选择短针头，在治疗牙的牙间乳头三角的中间位置进针，注射针进入软组织后缓慢注射几滴局麻药，直接进入邻间骨，加压刺入牙间隔 1 ~ 2mm，注射局麻药剂量为 0.2 ~ 0.4mL。间隔内注射麻醉成功的

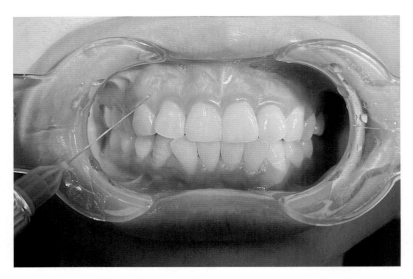

图 4-4-2　间隔内注射麻醉
（图片：由作者拍摄）

标志是：注射药物时有明显的阻力；注射部位相邻的软组织产生局部缺血；外科手术操作局部无疼痛。

三、骨内注射麻醉

骨内注射麻醉（intraosseous local anesthesia，IOLA）是将局麻药直接注入牙根周围的骨松质内，麻醉注射区周围的骨组织、软组织和牙根组织的神经末梢；控制注射区内的单颗牙、多颗牙在治疗时不产生疼痛，不会麻醉舌侧和唇软组织。骨内注射麻醉起效迅速、效果明显，但持续时间短。骨内注射麻醉的不足之处是麻药浸润软组织时，会引起局部疼痛、肿胀和感染，尤其是对不可逆性牙髓炎患者，骨内注射补充麻醉可能加剧疼痛。注射含肾上腺素的局麻药后会引起患者的心动过速，是最常见的并发症（图 4-4-3）。所以，骨内注射麻醉术前的医患沟通非常重要。

骨内注射麻醉需要选择特殊的注射器，骨内注射器分为 Stabident 系统和 X-Tip 系统。

Stabident 系统是使用低速手机来驱动专用的打孔钻头，垂直于牙龈和骨密质进行穿刺打孔，有"落空感"说明钻头已经进入骨松质，然后用 27

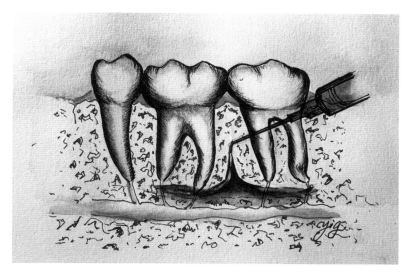

图 4-4-3　骨内注射麻醉
（图片：由作者绘画）

号超短注射针头将局麻药从孔里注射到骨松质内。

　　X-Tip 系统分为中空的钻头和导向套，钻头有"落空感"说明穿通骨密质板，将钻头与导向套分离，取出钻头，留下导向套于原位，将 27 号注射针插入导向套内，缓慢注射局麻药到骨松质内。

　　骨内注射麻醉方法：进行骨内注射麻醉的部位最好选择在附着龈，先进行牙龈表面麻醉，然后浸润麻醉软组织，使用打孔钻穿通附着龈，垂直于骨皮质打孔，进入骨松质后注入局麻药。单颗牙注射局麻药 0.4 ~ 0.6mL，牙髓麻醉时间为 20 ~ 30 分钟，如果作为 IANB 的补充骨内麻醉，麻醉时间可达 60 分钟。骨内注射麻醉成功的标志不是很明显，看到注射部位软组织出现局部缺血，且治疗牙齿无疼痛即可。骨内注射麻醉时，含肾上腺素的局麻药可引起患者心率加快。术后并发症：少数患者会有中等程度的疼痛、注射点肿胀或麻醉剂从注射孔渗出，返流进入口腔，此时麻药功效减弱。

四、牙髓腔内注射麻醉

　　牙髓腔内注射（intraluminal injection）麻醉经常用在治疗牙髓腔复杂的牙齿，当进行牙髓拔除或根管内器械治疗时，其他麻醉方法不能使牙髓获得

第
四
章

足够的麻醉深度，此时可以选择牙髓腔内注射麻醉，直接将局麻药通过暴露的髓孔用力注入牙髓腔，无论是局麻药的药理作用，还是注射麻药的压力作用，都可以获得比较满意的牙髓止痛效果。在临床上，牙髓腔内麻醉也经常用于局部浸润或阻滞麻醉镇痛不全时的补充方法，也可用于临床牙髓失活不全或存留残髓炎时（图4-4-4）。

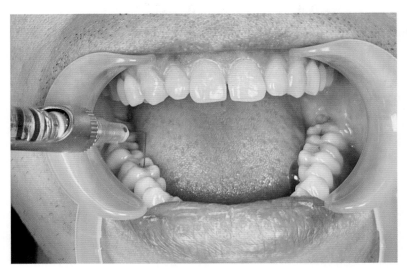

图4-4-4　牙髓腔内注射麻醉
（图片：由作者拍摄）

牙髓内注射麻醉，可将局麻药直接用力注入开放的牙髓腔内，无论是龋病开放的髓腔，还是外伤暴露的髓腔；无论是牙髓病需要对髓腔进行开放，还是根管内需要对残留活髓进行治疗，都可以选择这种补充麻醉方法——牙髓腔内注射，能够有效地控制疼痛。

第五节

计算机控制下局部麻醉药注射系统

为了更精准地注射局麻药，结合人类工程学设计，于1997年，第一台计算机控制下的局部麻醉药注射系统（computer controlled local anesthesia delivery，CCLAD）应用于口腔医学领域，它是通过计算机控制的压力反馈系统来调节局麻药的注射系统，可以精确控制局麻药的注射压力和注射速度，局麻药的注射速度低于病人的疼痛阈值，使患者感觉更加舒适；计算机控制匀速给药，可以使人体吸收率高，减少了局麻药的用量；预设回抽程序，避免了针头误入血管的可能性；持笔式设计的注射针头，消除了患者对注射器的恐惧，也可以使牙科医生用指尖精确控制针头的定位；用脚踏开关来控制局麻药的注射。

CCLAD 使用标准的局麻药卡局瓶，将其插入手柄末端的针筒内，安装在主机的针筒卡槽内，旋转 90° 将其固定。针筒通过无菌输入管和一次性使用的"笔式"注射手柄相连，末端链接 Luer-Lok 注射针头（图 4-5-1）。注射麻醉前轻踩脚踏开关，以排空注射针管内的空气，通过脚踏开关控制局麻药不同的注

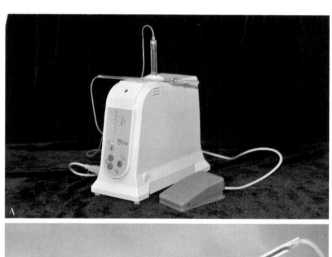

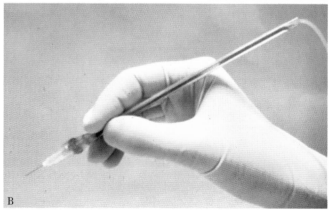

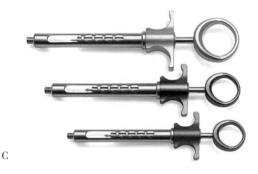

C

图4-5-1　现代口腔局麻药注射仪与传统手推注射针的对比

A. CCLAD——第三代 STA 无痛局麻药注射仪　B."笔式"局麻药注射手柄　C. 传统手推针筒式局麻药注射针

（图片：由作者提供）

射流速，先在低速注射 8 秒，然后自动开启低速注射程序。每 2 秒钟注射一滴麻药，通常一支 1.8mL 的局麻药卡局瓶，匀速注射需要 2 分钟完成。

目前，第三代 STA 无痛局麻药注射仪被广泛应用于临床，又称为单颗牙麻醉系统（single tooth anesthesia system，STA），麻醉仪采用实时压力反馈技术，达到单颗牙牙周膜局部麻醉的精准注射，在牙周膜注射过程中，可通过指示灯或语音提示告知医生注射压力的变化（图 4-5-2）。牙周膜麻醉一

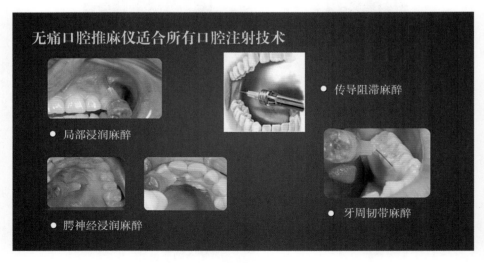

图4-5-2　STA——适合所有口腔局部麻醉的注射技术

（图片：由作者提供）

般注射后立即起效，在牙髓治疗过程中，有56%的患者麻醉时间可以持续整个根管治疗过程，比常规牙周膜注射麻醉持续时间长。

参考文献

1. 邱蔚六. 口腔颌面外科学. 6版. 北京：人民卫生出版社，2008.

2. DAVIDHIZAR R, SHEARER R. Improving your bedside manner. J Pract Nurse, 1998.

3. STANLEY F M. Handbook of local anesthesia. 刘克英. 5版. 北京：人民卫生出版社，2007.

4. KATHY B B, ARTHUR C D, DOREEN K. 口腔局部麻醉学. 朱也森，姜虹. 北京：人民军医出版社，2011.

5. AMINABADI N A, FARAHANI R M. The effect of pre-cooling the injection site on pediatric pain perception during the administration of lock anesthesia. J Contemp Dent Tract, 2009, 10: 43-50.

6. AMINABADI N A, FARAHANI R M Z, GAJAN E B. The efficacy of distraction and counterstimulation in the reduction of pain reaction to intraoral injection by pediatric patients. J Contemp Dent Pract, 2008, 9(6): 33-40.

7. 赵士杰，皮昕. 口腔颌面部解剖学. 北京：北京大学医学出版社，2005.

8. SCOTT J, DRUM M, RERDER A, et al. The efficacy of a repeated infiltration in prolonging duration of pulpal anesthesia in maxillary lateral incisors. J Am Dent Assoc, 2009, 140: 318-324.

9. PABST L, NUSSTEIN J, DRUM M, et al. The efficacy of a repeated buccal infiltration of articaine in prolonging duration of pulpal anesthesia in the mandibular first molar. Anesthe Prog, 2009, 56: 128-134.

10. BENNETT C R. Monheim's local anesthesia and pain control in dental practice. 3rd ed. St Louis: Mosby, 1983.

11. Baddour H, Hubbard A, Tilson H. Maxillary nerve block use prior to awake intubation. Anesth Prog, 1979, 26: 43-45.

12. 艾尔·里德，约翰·纳斯特，梅丽莎·德拉姆. 口腔局部麻醉精要. 徐礼鲜，译. 沈阳：辽宁科学技术出版社，2018.

13. BATISTA da S C, BERTO L A, VOLPATO M C. Anesthetic efficacy of articaine and lidocaine for incisive/mental nerve block. J Endod, 2010, 36: 438-441.

14. WHITE J J, READER A, BECK M, et al. The periodontal ligament injection: a comparison of the efficacy in human maxillary and mandibular teeth. J Endod, 1988, 14: 508-514.

15. DUNBAR D, READER A, NIST R, et al. Anesthetic efficacy of the intraosseous injection after an inferior alveolar nerve block. J Endod, 1996, 22: 481-486.

16. NUSSTEIN J, KENNEDY S, READER A, et al. Anesthesia efficacy of the supplemental X-tip intraosseous injection in patients with irreversible pulpitis. J Endod, 2003, 29: 724-728.

17. NUSSTEIN J, CLAFFEY E, READER A, et al. Anesthesia effectiveness of the supplemental intraligamentary injection, administered with a computer-controlled local anesthetic delivery system, in patients with irreversible pulpits. J Endod, 2005, 31: 354-358.

口腔局部麻醉的风险防范与应急处理

口腔局麻药被广泛应用于口腔疾病的治疗中。在实施口腔局部麻醉之前，对所有准备口腔治疗的患者进行身体和心理上的评估十分重要，可以明显提高医生的医疗风险防范意识，降低患者可能发生的危险。因为口腔局部麻醉药对中枢神经系统（CNS）和心血管系统（CVS）都会产生抑制作用，并且在肝脏内进行生物转化、在肾脏排出，所以，在给药之前必须对这些系统和器官的功能状态进行评估，以确定特殊的治疗方案。在口腔临床工作中，与口腔局部麻醉相关的局部并发症和全身并发症时有发生，局麻药物的不良反应也成为威胁生命的一类突发事件。如何预防口腔局部麻醉并发症的发生，如何提高医生对并发症的认知能力，提高对并发症的应急处置能力，是本章关心的问题。

第一节

口腔局部麻醉前对患者的生理心理评估

在口腔局部麻醉给药之前，医生应全面了解患者的基本信息、既往史、现病史、心理因素和体格检查，对患者的身体状况进行系统的评估，不断修正治疗方案，严格遵守医疗规范，这样做可以避免在口腔治疗过程中 90% 以上危及生命的突发事件的发生。

一、患者病史追溯

对于首次就诊的患者，准备接受口腔局部麻醉之前，医生应尽可能多了解患者身体健康状况的信息，是否存在药物过敏史，准确评估患者存在的潜在风险，确定患者是否可以接受口腔局部麻醉和治疗，制订出正确可行的治疗方案（图 5-1-1）。

病史追踪的内容如下。

1. 患者牙齿疼痛的性质和部位？在治疗过程中口腔局部麻醉是否可以达到镇痛效果？

2. 患者是否对于口腔治疗和局部麻醉感到非常紧张？有无口腔治疗的不良体验？

3. 患者在近期是否服用过药物？了解患者服用的药物与口腔局部麻醉

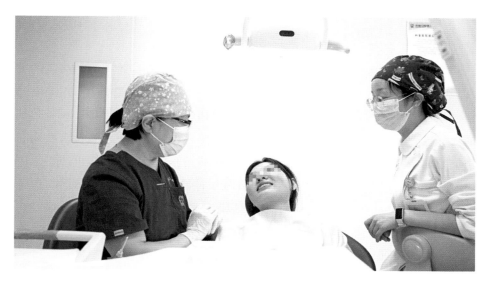

图 5-1-1　追溯患者病史并进行生理心理评估
（图片：由作者提供）

药之间的相互作用。

　　4. 患者是否有药物过敏史？常见过敏的药物有青霉素、阿司匹林、可待因、酯类局麻药普鲁卡因；而酰胺类局麻药的过敏非常罕见，几乎没有文献报道。

　　5. 患者是否在服用抗凝血药物？是否存在凝血障碍或其他出血性疾病？

　　6. 患者是否患有心血管疾病？

　　（1）充血性心力衰竭；

　　（2）在 6 个月内有心脏病反复发作的病史；

　　（3）不稳定型心绞痛；

　　（4）高血压患者；

　　（5）先天性心脏病；

　　（6）有人工心脏瓣膜、心脏起搏器、除颤仪的患者或接受过心脏外科手术的患者；

　　（7）脑卒中患者。

　　7. 患者是否有甲状腺功能亢进？

　　8. 患者是否是妊娠期妇女？

二、评估患者心理和身体是否可以接受治疗

心理评估：医生在开始口腔局部麻醉和治疗之前，应准确评估患者的潜在风险，判断病人心理和身体对治疗计划中相关压力的承受能力。对高度恐惧、焦虑和疼痛的患者，实施口腔局部麻醉和口腔治疗中的操作，可导致其血压的进一步升高、心率加快。过大的心理压力，也可诱发患者已有疾病病情的急剧恶化，如诱发心绞痛、癫痫和哮喘的发作。心理上的极度恐惧，也可导致病人过度换气，甚至昏厥（血管减压神经性晕厥）。所以术前对患者心理的评估，可以确定医疗风险，还可以改变治疗计划。

身体评估：在开始口腔局部麻醉和口腔治疗之前，应该查体、记录患者的 6 项生命体征：①血压（120/80mmHg）；②心率（脉搏：60～110 次/min）和心律（正常或不正常）；③呼吸频率（16～18 次/min）；④体温（平均 37℃）；⑤身高；⑥体重。

临床上应该依照患者的血压进行口腔局部麻醉的用药和牙科治疗，这样可以减少高血压的急性并发症，如脑血管意外的发生。患者收缩压在 140mmHg，舒张压在 90mmHg 以下，可以进行常规口腔麻醉和治疗；如果收缩压超过 200mmHg，舒张压超过 115mmHg，表明有显著的危险（ASA 四级），应该避免进行口腔局部麻醉的用药和牙科治疗。

心率和心律的监测。心率是心脏每分钟跳动的次数，心律是心脏跳动的节律（规则或不规则），正常人在休息状态下的心率范围是 60～110 次/min。如果正常成年人心率小于 60 次/min，或大于 110 次/min，则不适宜接受口腔局部麻醉和牙科治疗，应进一步评估；如果发生心律失常，频发室性期前收缩，应禁忌使用含肾上腺素的口腔局部麻醉药及牙科治疗。

呼吸速率：正常人是 16～18 次/min；体温在 36.1～37.5℃；身高和体重适宜，过度肥胖或消瘦，可作为局麻药给药剂量的参考。

南加州大学牙科学院在美国麻醉医师学会（ASA）的身体健康状况分级系统上，制订了牙科医生在治疗前对患者的"身体评估系统"（表 5-1-1）。ASA 分级系统简单，有助于判断口腔治疗的风险。此项评估系统适用于任何麻醉技术（全麻、局麻、清醒镇痛），已成为判断外科、口腔手术和麻醉风险最有价值的方法。

图解口腔局部麻醉药的安全使用与风险防范

表 5-1-1　南加州大学的身体评估系统

（美国麻醉医师学会 ASA 对病人身体状况的分级）

ASA 一级　正常、健康、没有全身疾病的牙科患者	无须压力缓解预案（SRP），能接受牙科治疗
ASA 二级　伴有轻度或中度全身疾病；一级焦虑的患者；轻度高血压、糖尿病患者；高度恐惧者，妊娠者	可能需要缓解压力预案（SRP）或其他措施
ASA 三级　患有严重全身疾病、行为受限，无功能不全。心绞痛稳定期、陈旧心梗、中度高血压、癫痫	需要谨慎实施治疗，调整治疗计划，医疗会诊
ASA 四级　患有严重全身疾病、无行为能力，经常有生命危险。心梗、脑卒中、重度高血压、心力衰竭	禁止牙科治疗，可急诊缓解疼痛，医疗会诊
ASA 五级　临终患者，癌症晚期，存活小于 24 小时	禁止牙科治疗，禁止使用局麻药
ASA 六级　临终死亡患者，维持到器官功能的结束	

第二节

口腔麻醉局部并发症

一、局部血肿

口腔局部麻醉注射时，针头刺破血管导致血肿，多见于上牙槽后神经及眶下神经的阻滞麻醉，偶尔发生于颏神经和腭大神经的阻滞麻醉。如果刺破翼静脉丛，可发生组织内大量出血，造成局部血肿；如果血肿发生继发感染，会并发张口受限。上腭部黏膜组织比较致密，一旦刺破血管，血肿局限在黏膜下形成紫红色或褐色瘀斑（图 5-2-1）。

处理措施：若皮下软组织局部出现较大的血肿，应立即压迫止血，24小时内在血肿部位冰敷，48 小时后局部热敷或理疗，可以促进血肿吸收消退；酌情给予抗生素和止血药。对于腭侧紫红色瘀斑，通常在数日后颜色会变浅，可缓慢吸收消失，注意要保持良好的口腔卫生。

预防措施：在行上牙槽神经阻滞麻醉时，应避免反复穿刺，以减少刺破血管的机会，一定要回抽无血后进行注射；注射前应仔细检查针尖是否有倒

第五章

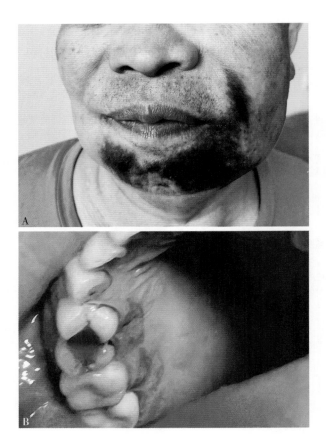

图 5-2-1　血肿
A. 双侧颏神经阻滞麻醉——双侧下颌血肿　B. 腭部神经
浸润麻醉——紫红色瘀斑
（图片：由作者提供）

钩，以减少组织的损伤；口腔局麻药一般含有肾上腺素，注射时速度不能太快，标准是 1.8mL 的卡局瓶麻药需要 2 分钟注射完；还应追问患者是否有血液病史或正在口服抗凝药物的病史。

二、口腔麻醉注射痛或注射区疼痛

注射口腔局麻药时会产生疼痛，无论是穿刺黏膜组织，还是进针的过程和注射药液的时刻，都会伴随着疼痛。所以要分析注射局麻药疼痛的原因，并加以改进。

（1）注射针头穿刺皮肤或黏膜的机械性刺激会造成疼痛；

（2）注射针头的粗细程度、倒钩或弯钝都有可能损伤局部组织和神经引起疼痛；

（3）注射局麻药时压力过大，可引起局部组织撕裂而产生疼痛；

（4）局麻药物本身对皮肤和黏膜的化学刺激所产生的疼痛；

（5）储存局麻药的温度过低或过高，均可导致注射区疼痛。

处理措施：注射局麻药时，进行冰敷可以有效缓解注射区的疼痛；在注射麻药后局部疼痛，也可在 24 小时内进行冰敷，24 小时后选择热敷理疗，必要时给予消炎止痛药。

预防措施：①正确选择注射针头的粗细（图 5-2-2）；②检查注射针头是否有倒钩；③注射局麻药液时要缓慢注射，降低注射压力，可显著减轻患者的疼痛和焦虑（图 5-2-3）；④也可借助新型无痛麻醉仪 CCLAD 系统，调节局麻药的注射速度和压力，通过缓慢注射有效减轻患者的疼痛；⑤局麻药储存在正常室温即可，不要将其储存于冰箱内或使用前加温。

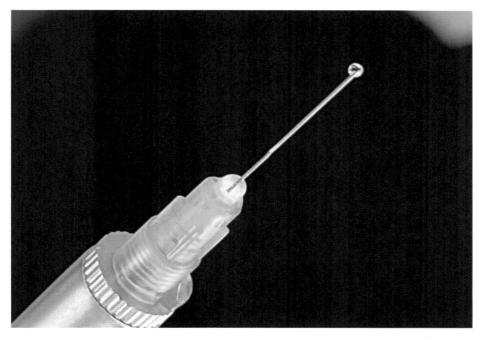

图 5-2-2　正确选择注射针

第
五
章

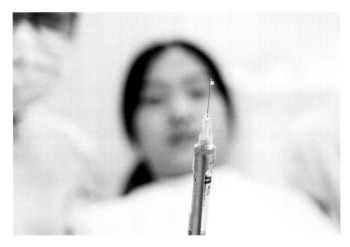

图 5-2-3　缓慢注射，减少注射区疼痛
（图片：由作者提供）

三、感染区域组织的口腔麻醉

　　口腔局部组织发炎、感染时，局部炎症可以使组织酸化，pH 下降至 5～6（正常组织 pH 为 7），不仅降低了局麻药的功效，而且注射时也会引起疼痛。另外，局部的炎症使神经髓鞘和轴突发生退行性改变，影响了神经膜电解质的交换，进而影响了局麻药的效果，出现局部麻醉镇痛不全。临床检查可见：局部组织炎症产生了瘘管或窦道，注射时造成局麻药的渗漏，使得局麻药不能达到有效浓度；局部组织炎症还增加了血液循环的速度，注入的麻药被血流快速吸收，进而难以维持较长时间的麻醉效果。

　　综合上述原因得出结论，在局部炎症组织注射麻药浸润麻醉，很难获得满意的麻醉效果。

　　建议：在该治疗区域选择神经阻滞麻醉，或适当增加局麻药用量（图 5-2-4）。

四、口腔麻醉注射引起组织感染

　　进行口腔局部麻醉时，如果注射部位消毒不严格、注射针头被污染，或者注射针进入组织时穿过炎性病灶，均有可能将细菌带入深部组织，引起相邻组织的间隙感染，如翼下颌间隙感染、颏下颌间隙感染、咽旁间隙感染

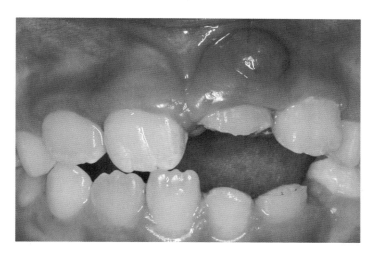

图 5-2-4　感染区域组织的麻醉
（图片：由作者拍摄）

等。口腔局部麻醉注射引起的深部感染一般出现在注射后的 1～5 天，表现为红、肿、热、痛，有些情况若形成间隙感染，可并发败血症等。

处理措施：对症治疗，控制局部炎症，全身应用抗生素。

预防措施：严格控制器械的消毒制度，掌握口腔局麻药的注射技术（图 5-2-5）。

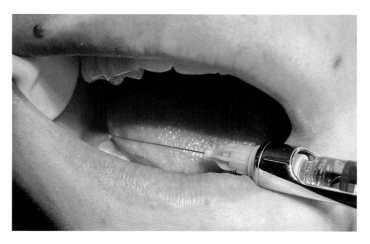

图 5-2-5　口腔局部麻醉时，污染的注射针头易引起深部组织感染
（图片：由作者拍摄）

五、注射针折断

注射针折断在口腔局部麻醉注射中比较少见。然而，在下牙槽神经阻滞麻醉和上牙槽后神经阻滞麻醉时进针较深，若医生操作不规范、注射针进入组织后患者突然改变体位，或者注射针质量不合格、注射针型号不对或过度弯曲，均容易造成注射针的折断，折断部位常常发生在针头连接处（图5-2-6）。

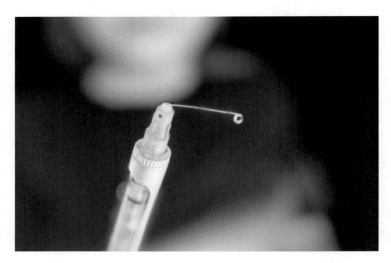

图 5-2-6　不要在注射针头连接处过度弯曲，易造成注射针折断
（图片：由作者拍摄）

处理措施：一旦发生注射针折断，应让患者保持张口位，下颌不要运动、不要吞咽。如有部分断针可见，应立即用持针器夹住，并慢慢后退取出；若断针已经完全进入组织内，则需要先拍摄 X 线片定位，再行外科手术取出，切勿盲目探查，避免断针在软组织内移位，而增加了取出的难度。

预防措施：①正确选择注射针头的型号，在行下牙槽神经阻滞麻醉和上牙槽后神经阻滞麻醉时，应选用长号针头，至少保证注射时针头在组织外1cm，不要将注射针头完全进入组织内；②术前仔细检查注射针的质量，注射前不要在注射针头连接处过度弯曲；③遇到阻力时不可使用暴力；④注射局麻药时不要随意改变注射方向，在注射局麻药过程中，若遇到阻力时不应强力推进。

六、暂时性面瘫

在进行下牙槽神经阻滞麻醉时，若注射针进入过深、注射角度发生偏移，注射针越过下颌骨的乙状切迹进入腮腺包膜，注射麻药于腮腺内麻醉了面神经，可导致暂时性面瘫。偶尔发生在咀嚼肌神经阻滞时进针过浅，进入腮腺也可使面神经麻醉，致使面瘫。暂时性面瘫出现下睑不能闭合、上唇下垂，会造成患者的不适和恐慌（图5-2-7）。

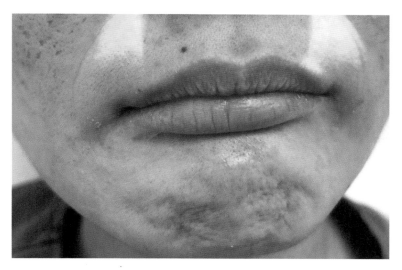

图5-2-7　暂时性面瘫
（图片：由作者拍摄）

处理措施：一旦发生面瘫，应向患者解释安抚，无需特殊处理，随着局麻药的代谢，麻醉作用消失后，面神经功能将逐渐自行恢复。

预防措施：医生应熟知口腔颌面部解剖，正确掌握口腔颌面部神经阻滞的麻醉技术。

七、张口受限或暂时性牙关紧闭

在进行下牙槽神经阻滞麻醉时，局麻药被注射进入翼内肌或咬肌，使上述肌肉麻木，丧失了收缩和舒张的能力，翼内肌或咬肌停滞于收缩状态，出现张口受限或牙关紧闭。另外，注射针头刺破颞下窝内的血管形成血肿、局麻药对骨骼肌的毒性作用，以及注射针对咀嚼肌的直接机械性损伤，污染的注射针头可致关节周围深部感染，这些因素均可造成牙关紧闭（图5-2-8）。

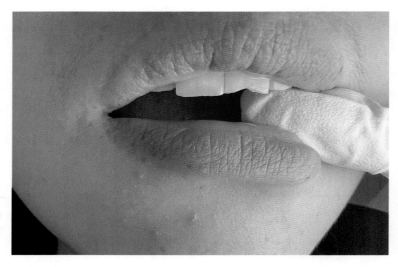

图 5-2-8　张口受限
（图片：由作者拍摄）

处理措施：应向患者解释安抚，局麻药引起的张口受限或牙关紧闭多是暂时性的，无须特殊处理，随着局麻药的代谢，一般在 2～3 小时内会逐渐自行恢复，但是血肿和感染引起的牙关紧闭，要在血肿消退后或炎症控制后方可逐渐康复，可应用抗生素；咀嚼肌损伤引起的牙关紧闭，需要局部热敷和张口训练，建议口服镇痛药物。

预防措施：医生应熟知口腔颌面部解剖，正确判断患者张口受限的原因，正确掌握口腔颌面部神经麻醉的技术。

八、神经损伤

在进行下牙槽神经阻滞麻醉时，造成下牙槽神经、舌神经的永久性损伤是非常罕见的，一般是可逆的神经感觉障碍，在 6 个月后可恢复。可能发生神经损伤的原因：注射针头刺入较粗的神经束致其损伤；注射中针尖接触下颌骨表面受到损伤形成倒钩，拔出注射器时，带倒钩的针尖可能损伤神经。注射麻药时病人会突然感到口腔局部剧烈疼痛或电击样反应。麻药作用消退后，注射区的神经仍感到疼痛、麻木或感觉异常（图 5-2-9）。

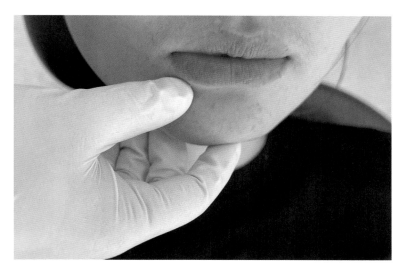

图 5-2-9　神经损伤
（图片：由作者拍摄）

处理措施：一般来说，这种神经损伤是可逆的、暂时性的，应向患者解释安抚，大多数人数日后可自行恢复，无须特殊治疗。偶尔有神经损伤严重者恢复较慢，只有在极端情况下可能造成永久性神经损伤，不能完全恢复。

预防措施：若局麻药代谢后，口腔局部仍然麻木，应该积极给予治疗，包括：局部理疗、针刺；给予激素、维生素 B_1 和 B_{12}、抗生素治疗。医生应熟知口腔颌面部神经解剖知识，正确掌握口腔颌面部神经麻醉的技术。术前仔细检查注射针头的形态有无异常。

九、局部组织坏死

当局麻药注射速度过快或注射剂量过大时，将造成口腔局部致密的黏膜组织压力过大，局麻药不易扩散，导致口腔注射位点附近形成溃疡，出现溃疡周边软组织苍白、坏死。尤其是注射含有肾上腺素的局麻药时，可使局部血管收缩，造成局部血运障碍，更易引起局部组织坏死（图 5-2-10）。除此之外，也有报道在口腔局部麻醉 2～3 天后，在注射区域附近偶尔会出现多个疱疹样小溃疡，腭部多见，触痛明显，影响进食和说话。

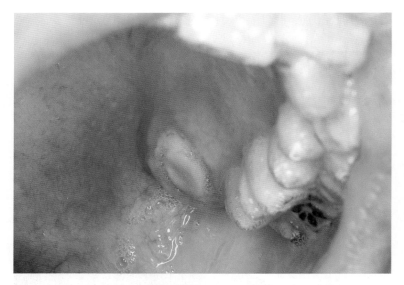

图 5-2-10　患者在上颌局部麻醉下，拔除 28 阻生牙，注射位点溃疡，溃疡周边组织苍白、坏死

（图片：由张黎丽医师提供）

处理措施：疱疹样小溃疡往往可以自行愈合，如果发生口腔局部溃疡或组织坏死，则主要是进行局部止痛及促进组织愈合。建议患者进流食或半流食，避免食用过热和有刺激性的粗糙食物，减少对创口的刺激，必要时应用消炎镇痛药，以减轻局部不适。

预防措施：医生使用含有肾上腺素的局麻药时更要谨慎，注射速度不要过快，剂量不要过多，尤其是儿童和老人。建议使用无痛麻醉注射仪，可以减少局部压力的刺激，避免发生组织坏死。

十、暂时性复视或失明

下牙槽神经阻滞麻醉时，也可引起暂时性复视或失明。因为注射针刺入下牙槽动脉后未回抽血，注入下牙槽动脉的局麻药可经脑膜中动脉、眼动脉和其主要分支逆行进入眼眶，致使眼肌、视神经麻痹而引起暂时性复视或失明。晚期糖尿病患者接受口腔局麻时，尤其是使用含肾上腺素的局麻药时，可能出现复视或失明（图 5-2-11）。

处理措施：术前应告知患者可能的风险，也有个别患者由于精神因素于

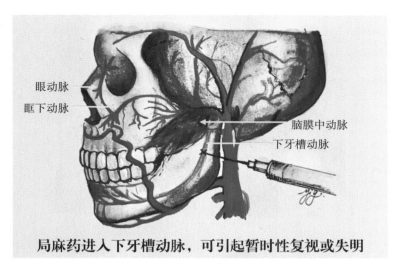

眼动脉

眶下动脉

脑膜中动脉

下牙槽动脉

局麻药进入下牙槽动脉，可引起暂时性复视或失明

图 5-2-11　局麻药进入下牙槽动脉引起暂时性复视或失明

（图片：由作者绘画）

局麻后出现复视或失明。待局麻药物的作用消失后，患者的眼球运动和视力即可恢复，一般不需要特殊处理，2~3 小时后可自行恢复，但患者往往反应较大、恐惧不安，此时必须耐心做好患者的心理安慰。

预防措施：注射口腔局麻药时必须回抽无血，是预防暂时性复视或失明的必要保障，在局麻药物注射前应询问患者是否有严重的糖尿病病史。

十一、口腔局部麻醉延时患者无意识的咬伤和烫伤

在牙科治疗结束后，如果麻醉时间延续过长，数小时内患者仍然会感觉口腔软组织麻木，存在各种感觉障碍。软组织的麻醉时间长于牙髓麻醉的时间，此时患者伴有进食、饮水或言语困难，容易造成咬伤，损伤舌体、嘴唇及颊侧黏膜。口腔局部麻木消退后，还会有持续的温度感觉障碍，进食过冷或过热的食物也可引起局部组织冻伤和烫伤，尤其多见于儿童（图 5-2-12）。

处理措施：已经发生咬伤和烫伤的患者，应保持口腔卫生，预防伤口感染，进食无刺激食物，缓解局部症状。

预防措施：口腔局麻药按照作用时间，可分为短时麻药、中时麻药和长时麻药，医生应按照患者治疗的实际需求选择局麻药，对于不需要延时镇痛

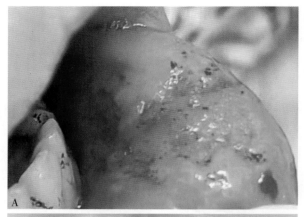

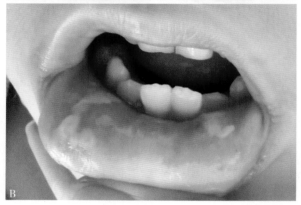

图 5-2-12　口腔局部麻醉延时

A. 局部麻醉延时，儿童无意识咬伤下唇　B. 局部麻醉延时，儿童咬伤下唇出现溃疡

（图片：由作者提供）

的患者，应选择短时局麻药，以减少不必要的术后麻醉时间，避免患者无意识的咬伤和烫伤。另外，建议患者在局麻 2 小时后进食，咀嚼尽量轻柔缓慢，避免过冷过热食物。

十二、声音嘶哑或暂时性失声

口腔局部麻醉注射后暂时性失声非常罕见，但是也有文献报道下牙槽神经阻滞麻醉时偶尔发生。究其原因可能是少许麻药渗出累及声带；也许是迷走神经麻痹致使喉返神经传导阻滞；也可能是患者的精神因素致使癔症性失声，多见于年轻女性。癔症性失声多是大脑皮层受到过度刺激产生"超现抑制"所致，心理因素致使肾上腺素分泌增强，血管收缩，局部供血不足，致使声带痉挛失声。失声的临床表现为说话不能发声，但咳嗽、哭笑声音正常，呼吸不受影响，也许发声能力会骤然恢复。

处理措施：局部麻醉后声音嘶哑或失声是暂时性的，一般无须处理，随着局麻药代谢失效后，患者可以渐渐恢复语言能力。局麻后声音嘶哑或暂时性失声对患者的情绪影响较大，要做好患者的心理疏导，消除患者的紧张恐惧情绪。

十三、口腔麻醉后气道异物梗阻（误吞误吸）

急性气道异物阻塞会偶尔发生在口腔治疗的过程中，文献报道曾有牙体牙髓器械、牙冠、桩核修复体、牙科手机头等掉入病人口腔后部的喉腔，有的进入气管或肺中。患者在口腔局部麻醉后，口咽部会变得感觉迟钝，影响吞咽反射，这将增加口腔诊疗过程中患者误吞误吸的风险。异物进入气道，情况紧急，如何快速识别与处理十分重要，应该在短时间内取出异物，防止严重后果的发生。预防异物落入气道发生阻塞是十分重要的，特别是小于5岁的儿童应更加关注。

气道异物阻塞的并发症：在被吞入的异物中，虽然90%进入食管和胃肠道并不能引起并发症，但也有部分异物会造成消化道梗阻、腹膜脓肿、穿孔和腹膜炎；在被吸入的异物中，可造成支气管感染、肺脓肿、肺炎和积液。

处理方法：在口腔治疗过程中，病人多是处于半卧位或平卧位，当异物进入病人的口咽部后，不要让病人坐直，应将椅位调至头低脚高位（更加倾斜），可借助于重力的作用使异物移动到口腔可见的部位，然后用气管异物钳取出异物。如果不能看到异物，应该进行影像学检查，确认异物所在的位置是消化道还是气道，并寻求相关专业的医师会诊，由消化科、呼吸科或麻醉科医师进行处置（图5-2-13A）。

在日常生活中，经常有人误将食物吞咽到气管中，此时如果病人意识清醒，能够站立，可采用海姆立克法（Heimlich）急救，海姆立克法又称为腹腔膈肌下冲击或腹腔冲击。医生站在患者背后，两手抱拳用力在患者腹腔膈肌下反复前后冲击，直至异物被呛出，这是解除成人气道异物阻塞的主要急救方法（图 5-2-13B）。

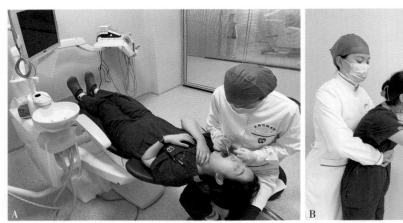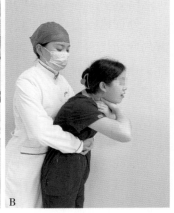

图 5-2-13　气道异物阻塞的处理
A. 在口腔治疗过程中，气道异物阻塞的抢救　B. 海姆立克法（Heimlich）急救
（图片：由作者拍摄）

预防措施：在口腔治疗过程中，应用橡皮障、口障，可有效减少异物的吞咽发生，因为橡皮障可以有效地将口腔和气道与医生的操作区域隔开。在临床中要尽量避免同时阻滞麻醉双侧下牙槽神经，也要避免注射麻药时渗漏到口腔内，并被患者吞咽，致使患者口咽部麻痹，增加误吞误吸的风险。

第三节

口腔局部麻醉的全身并发症及应急处置

一、晕厥

晕厥（syncope）又称为血管减压神经性晕厥，或血管迷走性晕厥，是一种常见的良性自限性疾病。晕厥是指突发性的、短暂的意识丧失，常常由于一过性的大脑缺血所致，一般在 3 ~ 5 分钟后可以完全恢复。晕厥在临床上时有发生，在口腔局部麻醉注射时或在口腔治疗过程中，患者对注射针本身的恐惧，以及注射针穿刺组织时的疼痛，都会带来恐惧和不适，致使患者压力过大，成为晕厥的常见原因之一。晕厥还可由于饥饿、疲劳、全身健康状况较差，以及体位突然改变等因素所致。

晕厥的临床表现可以分为三个阶段。

（1）晕厥发作前期，患者颈部及面部发热、皮肤苍白、全身湿冷，随后可能出现头晕、恶心、胸闷、四肢厥冷无力等症状；检查脉搏快而弱，进而缓慢，血压正常或稍下降；少数患者可出现呼吸困难、意识模糊或意识丧失。

（2）晕厥发作期，随着意识丧失，患者呼吸急促直至完全停止，瞳孔散大出现濒死表现。

（3）晕厥后期（恢复期），患者被放在合适体位后，意识很快恢复，但是患者还会出现面色苍白、恶心、虚弱、流汗等症状，一般可持续几分钟到几小时后自行恢复。

处理措施：患者一旦发生晕厥，①首先应判断患者是否出现意识丧失，以及对疼痛刺激反应是否消失；②立即停止局麻药的注射及口腔治疗操作；③寻求他人前来帮助；④调整病人体位，放平牙椅，使病人头低脚高位，确保大脑的供血，增加回心血量（图 5-3-1A）；⑤松开衣领，取出口腔异物，判断呼吸道是否通畅；⑥仰头抬颏法，或双手托颌法，保持呼吸道通畅，必要时给予人工呼吸；⑦判断循环，检查颈动脉是否存在搏动，监测心率和血压，如果没有脉搏，应立即开始胸外按压；⑧如果患者在 15～20 分钟内意识恢复延迟，应该立即启动医疗急救系统（图 5-3-1B）。

较轻的晕厥患者也可按压或针刺人中穴位，给予芳香胺乙醇或氨水刺激呼吸。吸入氧气，静脉补液；确认低血糖患者，可给予饼干或葡萄糖水以缓解症状。

预防措施：首先在牙科治疗前，要完成对病人健康状况的评估，完善知情同意书；消除患者的紧张情绪，避免空腹注射局麻药及开展手术，做到缓慢注射麻药。

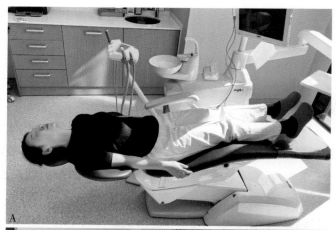

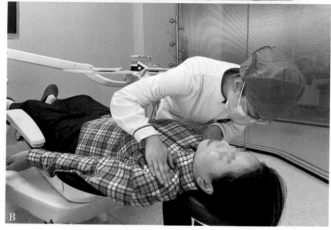

图 5-3-1　晕厥的处理
A. 晕厥的应急处理，置患者于头低脚高位　B. 判断患者是否出现意识丧失
（图片：由作者提供）

二、药物过量反应（药物毒性反应）

没有一种临床用药是无毒性的！药物过量反应（overdose reaction）也称为药物的毒性反应，即在单位时间内进入血液循环的局麻药过多，超过了机体的代谢分解速度，血液内药物浓度升高，在靶器官的血药浓度超过阈值，导致各种中毒症状或过量反应。

口腔局麻药对中枢神经系统、心血管系统非常敏感，主要分布在大脑、心肌、肝脏、肾脏、肺脏、脾脏，低灌注的器官还有肌肉和脂肪。口腔局麻药在大脑和心脏的药物浓度过高，超过阈值，就会诱发出现中枢神经系统和心血管系统的症状。

局麻药过量的临床表现：中枢神经系统早期出现神经兴奋，表现为烦躁不安、好动多语、震颤、头痛恶心、呕吐、耳鸣；呼吸急促；心血管系统表现为心动过速及血压上升；严重者出现全身抽搐、缺氧、发绀；继而转向抑制，患者出现心动过缓，血压下降，意识不清，最终可能导致心律失常（室性期前收缩、室颤），心脏停搏。

局麻药过量的原因：①局麻药注射在单位时间内超过最大剂量；②局麻药注射速度过快；③局麻药直接注射到血管内，导致血药浓度突然升高（图5-3-2）；④机体无法对局麻药做出正常的生物转化；⑤机体无法正常排出局麻药。

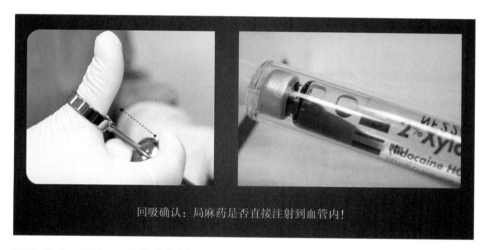

回吸确认：局麻药是否直接注射到血管内！

图5-3-2　回吸——显著减少直接将局麻药注射入血管内的风险
（图片：由作者提供）

局麻药注射速度过快导致的结果：①局麻药注射速度过快，突然增加了局麻药的血药浓度；②局麻药注射速度过快，加快了组织中分布的速度；③局麻药注射速度过快，给肝脏内的生物转化增加了负担。

缓慢注射的速度：1mL 局麻药液需要 60s 注射完，所以一个装满 1.8mL

的卡局瓶局麻药，注射完成需要 2min。缓慢注射可以使局麻药液沿着正常组织间隙弥散，明显降低患者的不适感，减少诱发全身疾病的概率。

处理措施：一旦发现患者出现局麻药中毒反应，应立即停止局麻药的注射和牙科治疗，遵循 P-A-B-C-D 的抢救原则。P 是体位：将患者调整为平卧位，头低脚高，松解颈部衣扣；A 是气道：保持呼吸道通畅；B 是呼吸：保持呼吸的持续性，必要时给氧；C 是循环：保持循环正常，症状重者给予补液、抗惊厥、应用激素及升压等抢救药物，维持患者生命体征的稳定；D 是急救：必要时采取心肺复苏急救措施（图 5-3-3）。等待麻药在体内分解后，症状可自行缓解。

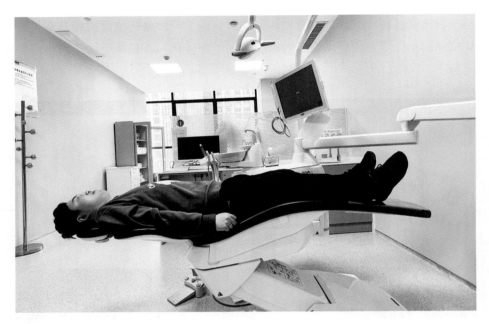

图 5-3-3　药物过量反应的抢救
（图片：由作者提供）

预防措施：①牙科治疗前应对病人的健康状况进行正确评估，老年人和儿童，患有心脏病、高血压、糖尿病、体弱的特殊人群对局麻药的耐受能力减弱；②严格掌握不同人群一次注射局麻药的最大剂量；③缓慢注射局麻药，控制速度在正常范围内，1mL/min，一支卡局瓶 1.8mL，2 分钟注射完成；

④做到注射局麻药时必须回抽无血；⑤一旦病人出现各种症状，要立即停止注射，开展抢救。

三、药物过敏反应

过敏反应（allergic reactions）的定义：过敏反应是机体接触特殊的过敏原后，已经产生免疫的机体再次接触相同的过敏原时，所产生的超敏反应，是免疫系统的过激反应。临床上，过敏可表现为多种情况，轻者出现发热、血管神经性水肿、风疹、皮炎、光敏感等；严重过敏者发作迅速、反应强烈，可引起过敏性休克，表现为喉水肿、呼吸抑制、心血管衰竭，危及生命。药物过敏与剂量无关，且存在明显的个体差异和遗传倾向。

在口腔局麻药的说明书上明确写明：酯类局麻药（如普鲁卡因）可发生过敏反应，注射前须皮试，普鲁卡因已于 1996 年退出临床。酰胺类局麻药发生过敏反应罕见，仅有个案报道过敏，但是没有文献记载可重复出现的酰胺类局麻药引起的过敏反应。所以，注射前必须询问患者的病史，以了解是否有药物过敏史和是否是过敏体质，可以避免风险的发生。

过敏反应的临床表现：过敏反应可以分为即刻反应和延迟反应。

（1）即刻反应是指注射少量局麻药后，患者立刻出现反应，轻者精神紧张、皮肤瘙痒、荨麻疹；外分泌腺流泪、流涕；消化系统痉挛、腹泻、恶心呕吐；呼吸系统出现气喘、喉头水肿；心血管系统出现血管水肿、扩张、血压下降。重度过敏反应可出现平滑肌痉挛、抽搐、呼吸困难；面色苍白、发绀、意识丧失；心律失常、休克；呼吸和心跳骤停而死亡。

（2）延迟过敏反应常见于血管神经性水肿，偶见荨麻疹、药疹、哮喘和过敏性紫癜，只有 10%~20% 的过敏反应是延迟反应，发生在注射局麻药30 分钟后，而 80%~90% 的过敏发生是即刻反应，发生在局麻药注射后 30 分钟内，其中 50% 发生在注射后 5 分钟内。

处理措施：患者发生过敏反应时，应立即停止局麻药的注射和一切牙科诊疗活动，调整患者为平卧头低脚高位，保持呼吸道通畅，高流量给氧；密切观察血压、心率；开放静脉通道。①轻度过敏反应的患者：可以给予脱敏药物：如钙剂、异丙嗪、糖皮质激素肌肉注射和静脉注射；②严重过敏反应或过敏性休克的患者：立即皮下注射 1:1 000 肾上腺素，成人 0.3mg，儿童

0.15mg，吸氧；③出现抽搐或惊厥时：迅速静脉注射地西泮 10～20mg，或分次静脉注射 2.5% 硫喷妥钠，每次 3～5mL，直到惊厥停止；④如呼吸心跳停止：立刻进行心肺复苏抢救。

预防措施：①口腔局麻药注射前，应详细询问患者是否有药物过敏史或是否是过敏体质。②对酯类局麻药（如普鲁卡因）过敏和过敏体质的病人，可选用酰胺类局麻药（如阿替卡因、甲哌卡因、利多卡因）。③对于高度怀疑有可能发生药物过敏反应的患者，可以注射使用剂量的 5%～10% 进行试验。④对局麻药中防腐剂（亚硫酸氢盐）过敏者，可选择 3% 甲哌卡因（不含肾上腺素）局麻药。⑤缓慢注射，严谨注射于血管中，注射前必须反复做抽回血检查。⑥患者在注射麻药后 30 分钟内不要离开诊室，医生应密切观察患者的反应，维持与患者的语言交流。⑦虽然在临床上局麻药过敏极为少见，但是口腔诊室仍需配备必要的抢救药品和抢救设备，急救药品包括：肾上腺素、盐酸异丙嗪（非那根）、多巴胺、硝酸甘油、地塞米松、盐平衡液、阿托品、地西泮（安定）、硫喷妥钠、尼可刹米等。急救设备包括：氧气、人工呼吸器、口咽通气道、除颤仪、心电监护仪、气管切开包。

四、肾上腺素过量反应

肾上腺素作为血管收缩剂被广泛用于口腔局麻药液中，但是肾上腺素进入人体后，会直接作用于心血管系统，刺激心肌增加心排血量和心率，导致心脏节律紊乱，造成心室心动过速和室性期前收缩，也会增加冠脉血流量，并使血压升高。

当肾上腺素使用过量时，最初的表现与中枢神经兴奋有关，患者出现恐惧和焦虑、精神紧张、剧烈搏动性头痛、烦躁不安、颤抖出汗、虚弱眩晕、面色苍白、呼吸困难和心悸。随着血液中肾上腺素水平的提高，会明显影响血压和心率，肾上腺素过量会使血压急剧升高（特别是收缩压），心率加快。如果肾上腺素用量过大或误入血管，血液内浓度过高，可使血压快速升高而伴发脑血管意外，进而可能出现心律失常、室性早搏、室速和室颤等严重后果（表 5-3-1）。

表 5-3-1　肾上腺素过量反应与临床症状

肾上腺素副作用	肾上腺素过量反应
心悸、恐惧、焦虑、紧张、烦躁不安	心律失常、室性期前收缩、室速
头疼、头昏	收缩压大于 300mmHg，舒张压大于 200mmHg
面色苍白、虚弱无力、颤抖出汗	导致脑血管意外
呼吸困难	导致心绞痛、室颤

美国心脏协会建议：成人肾上腺素最大剂量是每次 0.2mg，心脏病患者不超过 0.04mg。（常规一支 1∶100 000 的卡局瓶麻药肾上腺素的含量是 0.018mg）。有研究发现：应用肾上腺素 0.02mg 时（大约 1 支卡局瓶麻药），心率平均上升 4 次 /min；应用 0.045～0.080mg 的肾上腺素时（大约 4 支卡局瓶麻药），心率平均增加 10～15 次 /min；应用 0.144mg 的肾上腺素时（大约 8 支卡局瓶麻药），心率平均增加 21 次 /min。

结论：应用 4% 阿替卡因加 1∶100 000 肾上腺素 1.8mL 进行浸润麻醉或阻滞麻醉，并不会增加心率，造成心血管系统的变化。如果用量达到最大剂量 7 支时，将会发生显著的心率加快和收缩压升高。

五、癫痫

癫痫是大脑神经元突发性异常放电，引起短暂的大脑功能紊乱，可表现为运动、感觉、自主神经、意识及精神的障碍，惊厥是最常见的发作形式，可出现抽搐。癫痫的发病率约为人群的 1‰，患病率约为人群的 5‰，所以详细询问病史是预防诱发癫痫的重要手段。有些口腔局麻药可诱发癫痫的发作，如阿替卡因就可能诱发癫痫，所以被禁止用于有癫痫病史的患者；局麻药的过量反应也可能会导致全身性的阵发性痉挛 - 强直发作（图 5-3-4）。

处置措施：癫痫病患者，建议在心电监护下使用口腔局麻药。一旦出现癫痫发作，处理的关键措施是防止患者在癫痫发作时受伤。若患者在张口状态下，应在上下颌牙之间垫纱布或软物，防止咬伤舌，切勿强力撬开口腔。抽搐时应立即将患者置于安全环境，解开衣扣，保持呼吸道通畅，轻按

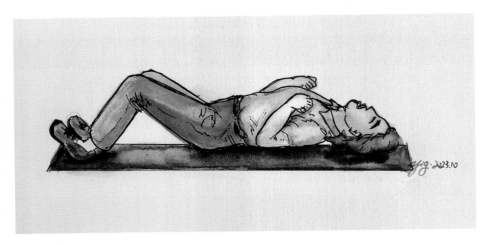

图 5-3-4　癫痫发作

（图片：由作者绘画）

四肢以防误伤及脱臼；抽搐停止后将患者头转向一侧，以利于口内分泌物的
流出，以防窒息；如果患者抽搐停止后意识尚未恢复，应加强监护以防自
伤、误伤他人及毁物等。可向神经科医生求助，成人可使用安定，首次剂量
10～20mg，缓慢静脉注射 1～5mg/min。

六、心血管疾病

在口腔治疗和注射局部麻醉药的过程中，精神紧张和疼痛的刺激都可能
诱发病人原有心脏病的发作，产生突发而剧烈的心前区疼痛，最常见的原因
包括心绞痛和心肌梗死。所以，在开展口腔治疗和实施局部麻醉之前，应做
好病史追溯，可以识别这类有潜在风险的病人，改变治疗计划，以减少危及
生命情况的发生。

追溯病史，患者是否患有心血管疾病。

（1）充血性心力衰竭的患者心功能下降，口腔局部麻醉会导致药物过量
的危险，不应进行麻醉和口腔治疗；

（2）在 6 个月内有心脏病反复发作史的患者，应避免接受口腔局部麻醉
和治疗；

（3）心绞痛患者是心肌缺血造成的短暂性胸痛，不稳定型心绞痛存在风

险，在稳定期也要谨慎使用含有肾上腺素的局麻药；

（4）高血压患者的收缩压 140mmHg/ 舒张压 90mmHg 以上时，应避免接受口腔局部麻醉和治疗；

（5）先天性心脏病的患者有临床表现时，应接受进一步的评估，确定是否可以接受口腔局部麻醉和治疗，是否需要预防性应用抗生素；

（6）对于放置了人工心脏瓣膜、心脏起搏器、除颤仪的患者，及接受过心脏外科手术的患者，在接受口腔局部麻醉和治疗前，建议请心脏科医生会诊；

（7）脑卒中的患者，应该监测血压，调整治疗计划，可以小剂量用局麻药，避免注射入血管（图 5-3-5）。

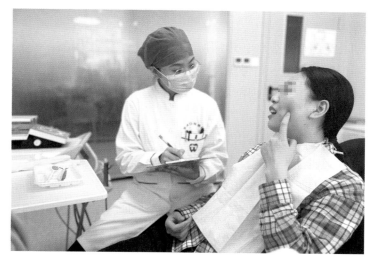

图 5-3-5　确定患者的医疗风险
（图片：由作者提供）

（一）心绞痛

心绞痛是心肌缺血所致，属于缺血性心脏病，其典型的症状是心前区疼痛，病人多感到胸前持续性钝痛、紧缩压迫感、憋气窒息、不能站立；有的病人感觉疼痛可放射至左肩和左手臂内侧的远心端，其诱因多见于情绪激动、体育运动、寒冷气候、暴饮暴食之后。在口腔治疗和注射局麻药的过程中都会引起患者的心脏负荷增加，有心绞痛病史的患者，会明显增加心绞痛发病的频率和潜在的风险。所以，鉴别病人的潜在风险，可以预防心绞痛的发生。

患者在口腔治疗或局部麻醉期间，应尽可能减轻病人的压力，避免过度紧张，以预防急性心绞痛的发生。若患者出现心前区疼痛，一般的稳定型心绞痛通常持续 1～15 分钟，逐渐加剧，很快达到疼痛高峰。此时应立即停止口腔治疗，病人自行调整到舒适椅位，给予患者舌下含服硝酸甘油，每 5 分钟给予 0.3～0.6mg，15 分钟内不超过 3 片，正常情况在 2～4 分钟起效，或休息 2～4 分钟，吸氧，心绞痛引起的症状通常可以得到缓解。

健康的老年人对局麻药的代谢能力下降，应适当减少口腔局麻药的用量。患有心血管疾病 70 岁以上的老年人，应该不用或慎用含肾上腺素的口腔局麻药，因为肾上腺素可以影响人体的生理功能，使血压升高、增加心肌耗氧量、加快糖原的分解速度，建议首选不含肾上腺素的 3% 甲哌卡因或 2% 利多卡因。

若近期心绞痛反复发作，疼痛持续时间延长，强度增加，吸氧或 3 次服用硝酸甘油得不到缓解，可考虑是不稳定型心绞痛，有可能导致严重的心肌梗死，应停止口腔治疗和使用口腔局麻药，立即启动应急预案。

（二）心肌梗死

90% 以上的心肌梗死是由冠状动脉疾病引起的，冠状动脉所供应的心肌缺血，造成心肌细胞的死亡和坏死。病人感到胸骨后突发性剧烈疼痛，强烈的濒死感觉，且持续时间 30 分钟以上，有放射性疼痛与心绞痛相似，口服硝酸甘油或休息得不到缓解。检查可见病人面色苍白、甲床和黏膜发绀、皮肤湿冷出汗、坐立不安、恶心呕吐、呼吸困难、脉搏不规则，4 小时内 93% 的患者出现室性期前收缩。如果患者在 6 个月内有心律不齐、不稳定型心绞痛，均可能导致严重的心肌梗死，发生休克、心力衰竭、心搏骤停等并发症，应避免使用口腔局麻药及进行口腔治疗。

一旦出现心肌梗死的症状，应立即停止口腔治疗和局麻药的注射，启动诊室急救抢救预案；初步诊断病情；清醒患者选择舒适体位，端坐为首选体位；监测生命体征（血压、心率、心律、呼吸）；怀疑心梗的病人，应吸氧（流速 4～6L/min）、硝酸甘油、吗啡止痛、抗凝药物如阿司匹林和抗血栓药物如肝素；请求紧急医疗救援，转运患者去综合医院。

另外，装有心脏起搏器或支架的患者，对口腔局麻药和肾上腺素的用药，需听取心内科医生的意见。建议伴有室性心律失常的患者首选 2% 盐酸利多卡因（不含肾上腺素），可降低心肌自律性，利多卡因具有抗心律失常作用，对于心律失常的患者也推荐使用 2% 利多卡因。

七、心搏骤停——心肺复苏抢救

心搏骤停是心脏缺血性疾病最严重的并发症。虽然心血管系统的疾病是导致心搏骤停的常见病因，包括心肌梗死、心律失常和心力衰竭，心力衰竭也被称为心搏骤停或猝死，但是其他危及生命的状况也可导致心搏骤停，包括气道梗阻、药物过量、药物过敏、癫痫和急性肾上腺皮质功能不全。无论何种原因造成的心搏骤停，都必须尽早发现并控制，尽量减少大脑和心肌的缺氧时间。

在口腔疾病的治疗过程中或口腔局麻药的使用不当，均可发生心搏骤停，如果病人在几秒钟之内就能被医生护士发现，正确地判断病情，并及时启动应急预案和急救小组成员，尽早开始基础生命支持是十分重要的。

心搏骤停在临床上表现为三无症状：无意识、无呼吸、无脉搏，此时意味着临床死亡，而不是生物学或细胞的死亡，如果发现及时并实施有效的抢救，也是可以被逆转的。大脑的神经元细胞对缺氧症状非常敏感，脑组织的生物学死亡或细胞死亡发生在心搏骤停后的 4 ~ 6 分钟内，所以，在黄金4 分钟内开始心肺脑复苏，使患者的心脏重新开始跳动，恢复大脑的神经功能水平，是紧急心脏抢救的根本目标。

心搏骤停的紧急救治包括一系列的重要措施，由六个生存链组成，要严格实施各个抢救环节，才可能保证成功复苏（图 5-3-6）。

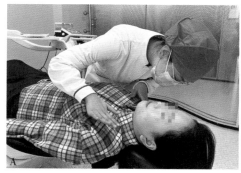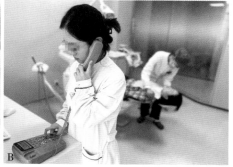

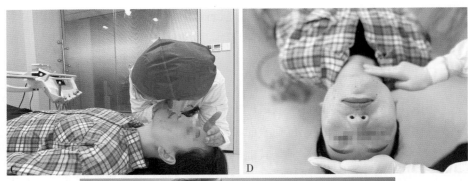

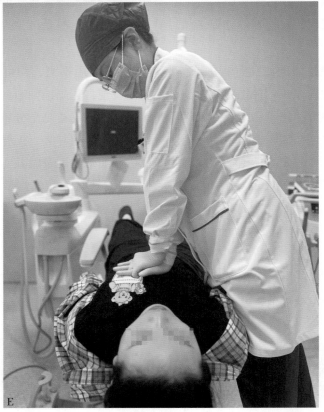

图解口腔局部麻醉药的安全使用与风险防范

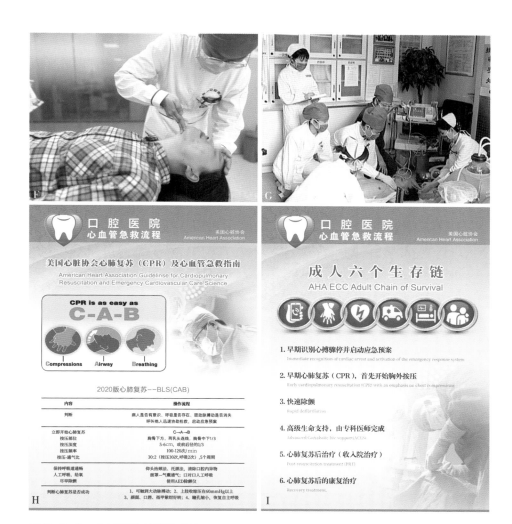

图 5-3-6　心搏骤停的紧急救治

A. 椅旁治疗医师呼叫病人，快速识别意识状态　B. 及时呼叫他人前来帮助，并拨打120　C. 椅旁治疗医生检查病人呼吸　D. 椅旁治疗医生检查病人脉搏　E. 尽早开始基础生命支持（BLS），首先开始胸外心脏按压　F. 仰头抬颏法，保持呼吸道通畅，进行人工呼吸　G. 早期除颤，尽早使用自动体外除颤仪　H. 2020 年版心肺复苏流程（CPR）I. 成人六个生存链的抢救

（图片：由作者拍摄及制作）

第一步：早识别，早呼叫。尽早启动紧急医疗抢救服务系统。

（1）正在进行口腔治疗的椅旁医生发现病人出现异常后，应立即放平椅位、拍打病人的肩头，快速识别患者意识状况，是否出现心搏骤停（无意识、无呼吸、无脉搏）。

（2）呼叫他人前来帮助，拨打120急救电话，启动紧急医疗抢救系统。

第二步：尽早开始心肺复苏（CPR）。

（1）首先开始胸外按压（C-A-B）；

（2）仰头抬颏法，保持呼吸道通畅，人工呼吸。

第三步：快速除颤，尽早使用自动体外除颤仪，可显著提高心搏骤停患者的生存率。

第四步：高级生命支持（ALS）由专科医师完成。

第五步：心肺复苏后治疗（收入院治疗）。

第六步：心肺复苏后康复治疗。

八、各种休克的诊断和急救用药

休克的定义：在各种病因作用下，发生急性循环障碍，组织血液灌流量严重不足，细胞缺氧，功能代谢紊乱，造成各重要生命器官功能衰竭的全身性病理过程。各种休克的诊断和急救用药见表5-3-2。

表5-3-2　各种休克的诊断和急救用药

分类	过敏性休克	心源性休克	创伤性休克	感染性休克
症状	有过敏原接触史（药物）。立即发生胸闷、气短、窒息感，呼吸困难、发绀、苍白、出冷汗、四肢厥冷，脉细弱，血压下降，继而意识障碍，晕厥或昏迷，大小便失禁	最常见于急性心肌梗死（AMI）所致的休克，病死率80%～90%。血压下降至收缩压<80mmHg，神志淡漠，烦躁，脉细速，四肢厥冷，多汗，尿少，呼吸困难甚至昏迷	有严重创伤存在。面色苍白、皮肤湿冷，出黏汗，呼吸困难，发绀，烦躁，脉细弱，血压下降、脉压缩小，表情淡漠，反应迟钝，意识障碍，乃至昏迷，尿少	有病原微生物感染。休克前期：烦躁焦虑、面色苍白发绀，脉快，血压正常或稍高或低，尿少；休克早期：意识障碍，收缩压<80mmHg，皮肤湿冷，发绀，尿少；晚期DIC

分类	过敏性休克	心源性休克	创伤性休克	感染性休克
处理原则	①病人平卧位，松开衣服； ②保持呼吸通畅，仰头抬颏； ③吸氧，喉头水肿者要做气切； ④测量、记录血压、脉搏	①病人平卧，松开衣服； ②吸氧，流量3~5L/min； ③测量血压、脉搏、呼吸、体温及尿量	①病人平卧，保暖，止痛； ②保持呼吸通畅，吸氧； ③止血； ④测量、记录血压、脉搏	①病人平卧，下肢抬高； ②吸氧，流量2~4L/min； ③补早、补足血容量； ④测量、记录血压、脉搏
用药	① 减缓药物扩散 0.1% 肾上腺素 0.5~1.0mL 肌注/静脉注射 小儿每次0.02~0.025mL/kg 也可在原注射药物部位注射； ② 抗过敏治疗 氢化可的松 100~200mg/200~500mg 地塞米松 5~10mg/10~20mg 加入5%葡萄糖50mL内静脉注射 或加入5%葡萄糖500mL静脉滴注； ③ 维持血容量 低分子右旋糖酐、 平衡盐液或血浆 500~1 000mL（慢速静脉滴注）； ④ 升压用药 多巴胺20mg 稀释静脉注射 间羟胺10mg 稀释静脉注射； ⑤ 抗组胺药 异丙嗪25~50mg 肌注静脉滴注 葡萄糖酸钙10~20mL 缓慢静脉注射 苯海拉明50mg 口服，t.i.d.	①减缓症状 硝酸甘油 0.5mg 舌下含服 速效救心丸 15 粒口含 哌替啶 50~100mg 肌注； ② 抗心力衰竭 去乙酰毛花苷（强心药）； 0.4mg 加入葡萄糖液50ml 稀释后静脉注射； ③ 维持血容量 5% 糖盐、低分子右旋糖酐、平衡液 严格控制液量、速度； ④ 升压用药 多巴胺20~40mg 或 间羟胺10~20mg 加入葡萄糖200mL 内静脉滴注； ⑤ 抗心律失常 需做心电图判断，用药复杂，请心内科医生会诊	① 补充血容量 全血、血浆、平衡液、中分子右旋糖酐 500~1 000mL 静脉滴注； ②升压用药 多巴胺20~40mg 或 间羟胺10~20mg 加入葡萄糖200mL 内静脉滴注； ③ 抗心力衰竭 西地兰 0.4mg 加入葡萄糖液稀释后静脉注射（或西地兰2mL）； ④ 加强利尿 呋塞米（速尿）20mg 肌注或静脉注射； ⑤ 激素应用 氢化可的松 400~1 000mg 地塞米松 20~50mg 加入5% 葡萄糖50mL 静脉注射，5% 葡萄糖500mL 静脉滴注	① 补充血容量 早期：低分子右旋糖酐 1 000~1 500mL 静脉滴注 代偿期：平衡液 晚期：葡萄糖； ②升压用药 多巴胺20~60mg 和 间羟胺30~60mg 溶于500mL 液体内静脉滴注 去甲肾上腺素 0.5~1mg 加100~200mL 液体内静脉滴注； ③控制感染 广谱抗生素 甲硝唑 维生素C； ④ 激素应用 氢化可的松 200~2 000mg/d 地塞米松 40~160mg/d 静脉滴注 与抗生素配合使用

第五章

参考文献

1. STANLEY F M. Medical emergencies in the dental office. 北京：人民卫生出版社，2010.

2. STANLEY F M. Handbook of local anesthesia. 刘克英. 5 版. 北京：人民卫生出版社，2007.

3. 邱蔚六. 口腔颌面外科学. 6 版. 北京：人民卫生出版社，2008.

4. NUSSTEIN J M, BECK M. Effectiveness of 20% benzocaine as a topical anesthetic for intraoral injections. Anesth Prog, 2003, 50: 159-163.

5. POGREL M A. Broken local anesthetic needles. A case series of 16 patients with recommendation. J Am Dent Assoc, 2009, 140: 1517-1522.

6. POGREL M A, THAMBY S. Permanent nerve involvement resulting from inferior alveolar nerve block. J Am Dent Assoc, 2000, 131: 901-907.

7. STACY G C, HAJJAR G. Barbed needle and inexplicable paresthesia and trismus after regional anesthesia. Oral Surg Oral Med Oral Pathol, 1994, 78: 680-681.

8. HASSE A, HENG M, GARRETT N. Blood pressure and electrocardiographic response to dental treatment with use of local anesthesia. J Am Dent Assoc, 1986, 113: 639-642.

9. KATHY B B, ARTHUR C D, DOREEN K. 口腔局部麻醉学. 朱也森，姜虹. 北京：人民军医出版社，2011.

10. 艾尔·里德，约翰·纳斯特，梅丽莎·德拉姆. 口腔局部麻醉精要. 徐礼鲜，译. 沈阳：辽宁科学技术出版社，2018

11. 赵忠印. 临床急症诊断治疗学. 北京：中国医药科技出版社，1996.